モデルで考える精神疾患

著
ピーター・タイラー
デレック・スタインバーグ

訳
堀　弘明

星　和　書　店

Seiwa Shoten Publishers

2-5 Kamitakaido 1-Chome
Suginamiku Tokyo 168-0074, Japan

Models for Mental Disorder

FOURTH EDITION

by

Peter Tyrer
Derek Steinberg

Translated from English

by

Hiroaki Hori, M.D., Ph.D.

序文

第四版への序文

ピーター・タイラー
デレック・スタインバーグ

精神保健サービスの哲学に、またその実践にも大きな変化が起こっている。本書の初版が刊行された一九八七年当時の状況とは非常にかけ離れた場所に、いま私たちはいる。初版を執筆していた頃は、考え方は大きく変わりつつあったものの、実践はまだ過去に根を張っていた。その当時われわれは、「(精神疾患の) 標準的なモデルの一つに固執することは、優れた実践の非常に重要な部分である多職種アプローチを妨げるような、精神疾患に対する視野の狭い見方につながる」という懸念を持っていた。初版の最後のこの言葉には、われわれの信念と熱意が込められていたのだが、当時は、実際に多職種チームにおいて実践を行っている実践家はほとんどいなかった。この多職種アプローチという言葉によっていわんとしているのは、それに関与する全員が心の底から見解を共有し、治療介入法が合意のもとにまとめられるような――そして複数のモデルを何らかの形で統合することによって初めて成功が得られるような――統合的な実践法である。

二〇〇二年九月、十カ国から集った主要メンバーが南アフリカのケープタウンにおいて哲学・精神医学国際ネットワークを創設したのだが、これもまたわれわれには予想もできなかった出来事であった。精神疾患を理解するうえで助けになる多くのモデルを統合し、その全体像を完成させるために、ネルソン・マンデラ氏にもその場にいてもらえるとよかったのだが、あいにくその日は伝統文化継承の日であり、氏には先約があった。ケープタウンはこの会合を開催するのにふさわしい場所であった。というのは、生まれ変わった南アフリカが成し遂げたものは、この二十年の間に私たちが精神疾患の多様なモデルを理解するうえで遂げてきた進歩と共通点があるからである。南アフリカという「虹の国家（rainbow nation）」と、虹の如く多彩な精神疾患とは似ており、いずれも以下のことを私たちに教えている。すなわち、（文化や精神疾患の）多様なモデルを適切に扱うというのは、モデル同士を互いに争わせることではなく、「多様な精神疾患のモデルが存在することは正当であり、精神的苦痛あるいは精神疾患における特定の体験を理解するための方法には多様なものが存在することもまた正当である」（文献1の11～12ページ）ということを受け入れることなのだ、と。

今や私たちは、もう一つの集団を、多職種チームと切っても切れない関係にあるものと考えている。それは、患者、クライアント、ユーザー、消費者《コンシューマー》などさまざまな呼び方をされる人たちのことであり、この呼び方は、実践家がどのモデルを最も好んで用いているかということによって決まってくる。彼（または彼女）は、今日では精神疾患のモデルを用いる際に不可欠な役割を果たすものとして認識されているのだが、こういった役割は、これまで長い間私たちがパターナリスティック*に無視し続けてきたものであり、残念ながらそれは本書の第三版まででも同様であった。したがってこの第四版で想定している読者は、実践家だけではなく、私たちが専門家として存在するまさにその理由となっている方々も含んでいる。そのため旧版に比べて本版では、専門用語を極力使わな

*訳注：ここでは、医師が患者に対し、保護・統制的に関わり、治療の主体性を認めない、という態度をとることをさす

いようにし、過剰に持ち上げたりこきおろしたりすることを避け、どのモデルとも公平かつ友好的・建設的な形でかかわる、といったことがこれまで以上に重要性を増した。そうはいっても、蓋を開けてみると著者らの努力は惨憺たる結果に終わっているかもしれない。だがサミュエル・ベケットもかつていったように、「気にするな、またトライすればいい。そしてまた失敗すればいい。今度は前よりうまい失敗を」である。この言葉を頼りに一歩踏み出すべく、本書の末尾に使用頻度の高い専門用語の解説集を付した。こういった改訂の結果、本書は、精神保健サービスを利用する方にとっては、マニュアル書ではなく、精神科医をはじめとする精神保健の専門家らがどのように考えているかについての解説書となっている。

本版では、これまでの版で使用してきた風刺漫画のいくつかにも別れを告げ、代わりに新しいものを少し加えた。そういった漫画によって、本文が多少なりとも楽しいものになってくれていればと思う。それから、うれしい驚きとして記しておきたいのだが、「元型」ともいうべき精神科医とモデルのファッションは、二十年もの月日を経た今なお流行遅れにはなっていないではないか。ひょっとすると本書は、期せずして服飾の方面に副作用をもたらしてきたのかもしれない。冗談といえば、精神医療の実践に携わっている方なら、本書に散りばめられている冗談によって、日々の仕事で経験していることの中にはとても多くのユーモアの可能性が潜んでいることに気づかれるであろう。ヨークシャー渓谷に暮らす動物の生態について著したジェイムズ・ヘリオットの著作とは違って、感情を害する可能性のあるようなあまりに直接的な書き方はできないというのが本書の難しい部分である。残念なことに、そういったことをすると、本当は神経を遣っているのに遣っていないという印象や、ふざけていないのにふざけている、重大な事柄をむやみに軽率な態度で扱っている、などといった印象を与えてしまいかねない。そういった場合には、著者らが誤解を招くような表現をしているのかもしれない。いや、実際ときどきそういったことをしてしまっている。というのも、著者らの一人が診ているある患者さんから最もよく聞かれる訴えは、「先生、私のことをバカにしてますね」というもので、そうではないことをわかってもらおうとどのように説得しても一向にうまくいかないからである。そこで読者の方にこれだけはお願いしたいのだが、著者らの気楽さ加減が不快感を与えているようだったり、地に足のついた月並みな記述がよさそうなところで空想に舞い上がっていたりしているとしたら、そのときはどうか「疑わしきは罰せず」ということで大目にみていただけたらと思う。

ところで、「サッチャーが『面倒なことにであった（hit the fan）』」というマーガレット・サッ

チャーの同僚の発言について、ご希望があれば分析的な説明を差し上げるのでお問い合わせくださ
い、とお誘いしたものの、これまでに一件の問い合わせもない。一方、「フロイトなどクズだ」の
風刺漫画について、生意気であるという主張をされた匿名の評者の方がおられたが、この主張は非
常にいい線をいっているといえる。この漫画は本当に生意気なのだろうか？　それとも、入念に仕
組まれた皮肉を浮き彫りにしているのであろうか？　ご入用であれば、オリジナルの絵に、この言
葉のこころについての詳細な脱構築をお付けしてお送りしたい。そうすれば、本書の用語解説が完
全なものになるかもしれない。

二〇〇五年三月

第三版への序文

この五年の間に精神疾患のモデルへの関心はますます高まってきており（著者らがそれに貢献で

きているといいのだが）、精神保健における多職種協働の機運の高まりとともに、ケアに一貫性や哲学を持たせることの重要性はいくら強調してもしすぎることはなくなった。この新しい版では、本文をアップデートし、理解を助けるために要点をまとめた囲み欄を各章に設け、形式を統一する目的で病歴を改訂した。モデルの魅力をさらに追求されたい方のために、参考文献も少し追加した。

一九九七年十二月

第二版への序文

この数年の間に精神医学に起きた変化に対応するべく、すべての章を最新の内容にするとともに、認知モデルについて解説する章を設けた。主要モデルを改訂するにあたっては、初版に比べてモデルを風刺する度合いを弱めた。だが、これはモデルに対する正当な批判を鈍らせてしまうことを意図してのものではない。

本書が初めて企画された頃に比べ、精神医学においてモデルを適用することに対する硬直した考え方がはるかに緩和している、ということをお伝えできるようになったことを著者らは喜ばしく思っている。ただ、そういったモデルのそれぞれについて一貫した説明を行う必要性は依然として存在する。精神医学の多くの側面を説明するという本書の任務がより首尾一貫したものになるよう、読者の方々にこの第二版での変更点にご満足いただけることを願っている。

一九九二年十一月

初版への序文

精神医学はいまだ厳密な科学とはいえない。精神医学は、その中に社会学から生化学まで幅広い学問分野を含んでおり、これらの分野はそれぞれ異なった見地から主題にアプローチする。その結果しばしば混乱状態に陥り、初学者にとって、何が事実で、何が理論で、何が見解なのかを理解することが困難になっている。精神医学を説明するためにはモデルを用いる必要があり、モデルは、治療や検査を正当化することのできる一貫性を持ったアプローチを実践家に提供する。これらのモデルは巧妙にできていて説得力を持っているが、どのモデルもすべてを包含してはいない。それでも、こういったモデルは思考や実践に対して大きな影響力を持っており、モデルを用いると精神医学における果てしない議論の多くを説明することができる。

本書は、精神医学の世界で用いられている主要なモデルを平易な言葉で説明する。そのモデルとは、生物学的（疾患）モデル、精神力動モデル、社会モデル、行動モデルである。各モデルは、自らを擁護する役割を担っているため、自身の正当性を証明し、他のモデルからの批判に対して自らを弁護する。この試みが成功しているかどうか、読者諸氏にご判断いただければと思う。最終章では、「相関モデル」と名付けた統合モデルを導入することで、ある一つの精神疾患の経過の中の異なった時点でそれぞれのアプローチをどのように用いることができるのかを示している。本書の目的は二つあり、一つは、精神医学の専門家らが何を考えているのかを明らかにすることである。もう一つは、各専門分野で影響力を持つ人たちが異なったモデルに基づいた見地から議論を続けてきたことで生じている衝突や混乱について、ソーシャルワーク・心理学・医学を学ぶ学生の方々に説明するというものである。こういったことは、精神医学を理解するうえで、さらには、実証されていない理論や見解に現在なお頼りすぎているテーマに対してあれこれ考えをめぐらせる上で、有用であることがおわかりいただけるであろう。

本書は教科書を意図して書いたものではないが、重要な参考文献を巻末に掲載している。精神医学の専門用語を用いてはいるが、必ずあらかじめ説明してから使用するようにし、そういった用語を使用する理由を明らかにしている。イラストは、本文の意味を明確にしたり強調したりすることを（場合によっては面白おかしく読んでいただくことを）目的としている。本書を読まれて各モデルの本質的な特徴を理解された学生の方は、精神保健の専門家の実践場面を見たとき、どのモデルが用いられているのかすぐにおわかりになるだろう。たいていの専門家は、それぞれのモデルから適宜考えを取り入れるという意味での折衷主義者を好んで自認するのだが、実際には、治療アプローチにおいてまったく偏りがないという専門家はほとんどいないのが現状である。本書は、学生の方々にとって、標準的なモデルの一つに固執すると精神疾患に対する見方が視野の狭いものになり、そういった視野狭窄は優れた実践を行ううえで非常に重要な役割を担う多職種アプローチを妨げる、ということを理解する助けになるであろう。最後になったが、本書を読み終えられた学生の方は、仲間や先生を活発な議論に引き込みたいと思うようになっているであろうこと、不適切な形でモデルが使われているときには異議を唱えようとするであろうこと、そして、明快さよりも混乱の多さで知られる医学の一分野——精神医学——をよりよく理解できるようになっているであろうことを信じている。

一九八六年十二月

目次

第3章　精神力動モデル（Psychodynamic Model）―――― 75

第1章 序

私たちはみな、自分の行動について首尾一貫した根拠を持っていたいと思っている。精神保健の専門家も例外ではない。そういった専門家のほとんどは、たいてい盲目的に、これから論ずるモデルの一つを採用している。一方彼らは、それぞれの臨床的問題に対して熟慮のうえで判断を下し、その判断によって適切なモデルを採用しているのだ、という明確な主張をするかもしれない。これは、一般に「折衷主義」と表現されるスタンスである。現在では折衷主義は「つけ足し」を意味する。聞こえはいいのだが、折衷主義はモデルでも哲学でもない。実践の場では、折衷主義者は、まかり通っている先入観、暗黙裡の先入観に、それらが何であるかを理解しないまま追従する、という危険がある。それは、必ずしも根拠を持たずに思いのままに変化することを許容するのであり、いろんなモデルをほとんど気まぐれで採用するという、しろうと芸も同然なのである。

モデルは精神科医に果てしなく続く悩みをもたらす。本書で取り上げるどの精神疾患のモデルも、すべてを網羅するほど巧みで鮮やかなものではない。どのモデルもそれぞれ、それに適合しない雑多な部分を都合よく省略しており、真に包括的で、普遍的に適用できるモデルの追求は、現在も続いている。精神医学は、他の医学分野に比べてはるかに、治療の理論的枠組みが役に立たない分野であり、以前から医学の「ソフト（soft）」部門とみなされている。多くの器質的疾患の原因・臨床像・病理・治療法はいまや十分にわかっており、本書で最初に論ずる疾患モデルはその主題に見事に適合する。残念なことに、これから見ていくように、他の方法でトレーニングを受けてきた精神保健の専門家らの間で、疾患モデルはたいへんな反感を買っており、このモデルは彼らの実践において何の意味も持たないようである。彼らは他のモデルを一つないし複数用いているのであり、それらを明るみに出して比較しない限り混乱と絶え間ない議論はなくならないであろう。

本書は、精神医学的思想の分裂に対する表面的な解決法を提示するのではなく、最初からこういった相違を明るみに出し続けている。以下の各章では、多くの精神障害の原因や病理、治療法について、各モデル自身に力説していただくとともに、それらが当該モデルを使ってそれぞれどのように解釈されるのかを示していく。そこでは敵対的な手法が用いられている。各モデルはその長所が最も引き立つように提示され、その他のモデルが、そのあまり十分とはい

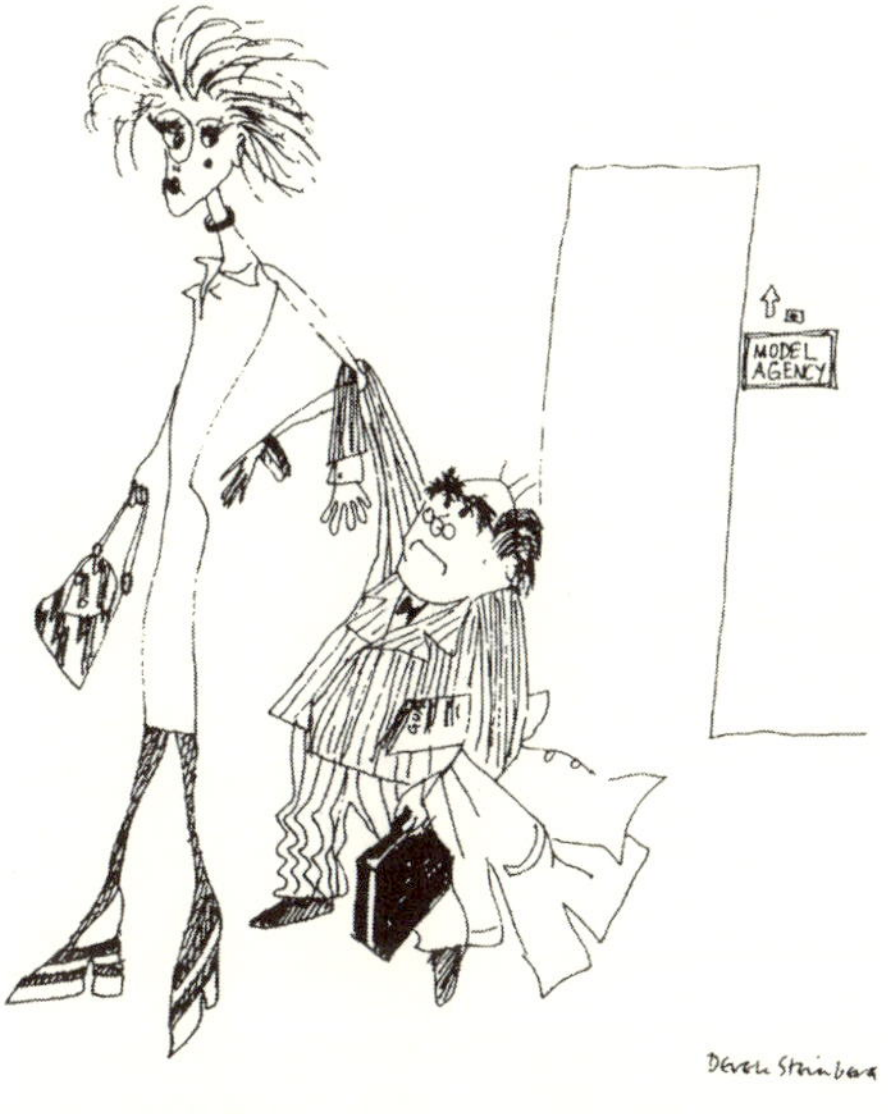

「モデルは精神科医に果てしなく続く悩みをもたらす」

えない面をとらえて批判される。こうすることによって各モデルにやや深みがなくなり、不自然な事実の断片のように見えてしまうかもしれない、という危険性をわれわれは認識している。しかし、各モデル間の対立を表面化させることで、それらのモデルが根強く存在し続けている理由が明らかになり、他のモデルを捨てて一つのモデルに固執している人たちの間にこれまでよりもずっと大きな理解が生まれることをわれわれは望んでいる。それは、読者にとって、どれか一つのモデルに執着し、そのモデルは自分たちのニーズを大部分満たしていると思っている人たちの哲学を理解する助けにもなるはずである。最終章でわれわれが提示する統合モデルは、万人に満足してもらえるなどというつもりはないが、少なくとも、現時点で最も優れた作業モデルといえるような、実践で用いることのできる枠組みを提示している。精神疾患のモデルが現在なおこれほど多く存在しているというまさにその事実が、それらのモデルにはどれも存在意義があるということを物語っている。だが、統合的アプローチは早晩必要になるにちがいないのである。

精神疾患のモデルについての論争や、そのどれが最も妥当かについての論争が長く続いてきたことは驚くにあたらないだろう。シーグラーとオズモンドは一九七四年、医学・倫理・精神分析・家族・陰謀・社会モデルという六つの異なったモデルについて記述したうえで、医学モデルを強固に支持している[5]。本書で注目するのは、四つのモデルである。すなわち、疾患モデル、精神力動モデル、認知行動モデル、社会モデルである。この四つを選んだ理由は、臨床実践の場でこれらの各モデルは異なったやり方で治療にとりかかり、そのため日々の実践において各モデル間に違いが見られるからである。先を読み進めていただくと、本書では「医学モデル（medical model）」という言葉を使っていないことにお気づきになるだろう。医学（medical）という形容詞は混乱を生み、不要なものであるという、バーステン[2]の考えに、われわれは賛成である。このモデルは、その響き以上に実践家（医師）の関心をひき、しかも、実際にはモデルの種類について触れていないので、どんな趣向にも合うように利用され得る。しかし、本書で後ほど提示する最終的な統合モデルを真の医学モデルとみなす人がいるかもしれないということや、このモデルは二十五年以上前になされたジョージ・エンジェルの先駆的な提案[3]以来、生物–心理–社会モデル（bio-psychosocial model）と呼ばれてきたものにかなり近いということをわれわれは認める。

本書は、精神医学の簡潔な教科書を意図したものではなく、むしろ精神疾患を考えるためのモデルについての哲学的概論といえるかもしれない。ここで扱っているのは、観念であり、見方であり、意見であって、こういったものは、厳然たる事実にとって必要不可欠であるというわけではない。

しかし、各モデルは現実の世界で検証されなければならないのであり、それに沿った形でわれわれは各モデルを吟味している。本書の主目的は、外に現れているものとしての精神疾患を理解するという実際的なものである。最も単純なレベルでは、分類操作についてお伝えしようとしているのだが、これは、多くの物を形や大きさ、色に基づいて区別させるという、よく子どもに与える課題に少し似ている。もし本書が目的にかなえば、精神医学的情報の新しい各断片を同定し、それを適切なモデルに当てはめることが可能になるだろう。特定の表現や解釈にとって適切なモデルを同定するというのはほとんど困難を伴わないはずだが、精神医学の専門用語が使用されている中でこういった表現・解釈を解読するのは難しい場合がある。たとえば、「心の病は医者にもどうにもならぬのか？　心に刺さった根深い悲しみを引き抜く、それができぬのか？」というマクベスの問いは、精神力動モデルから出たものであると容易に理解できる。根深い精神的問題が現在の苦痛を引き起こしている可能性がある、という考えは精神力動モデルの根本原理の一つであり、マクベスが自らの質問の中でそういった答えを求めているのは明らかである。この見方が正しいことは、その後の劇中で彼が「医学など犬にくれてしまえ、私に用はない」と言い放っていることから確認できる。精神力動モデルを支持し、疾患モデルをはっきりと拒絶するというこの態度は、非常に一貫性がある。

もちろん、分類プロセスはモデルを適切に用いるうえでの第一段階にすぎない。「おっしゃりたいことはわかります」というありきたりの言葉によって、どのモデルをどのように用いているかが浮き彫りになる。モデルを用いることで、断片的な事実や意見の寄せ集めではなく、話している内容や意見、出来事の解釈といったものの背後にある一貫性や信念体系、そして精神疾患の症状を理解することができるのである。治療は各モデルと非常に密接に結びついている。したがって、精神科では混乱するほど多くの治療法が互いに競合しているが、そういった治療法も視野に入ってくる。実践家や患者をこれらのモデルの統合へと導くうえでは、各自が自分なりの統合版を作らなければならないということをわれわれは認識している。これは非常に骨の折れる作業だが、長期的に見ると十分意義のあることであろう。われわれは、すべての読者が自らの精神疾患のモデルを作り出すところまで到達することを期待してはいない。しかし、少なくとも、すでに身につけている考え方は、真実そのものではなく、モデルの一部であると認識されるようになるであろう。正直に自己評価を行うことと、多様な精神科実践法を理解することは、いずれもそういったことに取り組むための第一段階である。その結果として相互理解のための共通言語が発達することによって、精神保健に従事する人たちが互いを理解し、学生や熱意ある臨床家らが精神保健従事者を理解し、患者・クライアント・ユーザー（どのモデルを用いるかによってこうした呼称はさまざまに変化するであろうが）たちが、治療者の意図や行為に困惑したときにいったい何が起こっているのかを理解することができるようになることを望んでいる。

一九八七年に本書の初版が発行されて以降、精神保健サービスのユーザーはとても力をつけてきている。「医者が一番よく知っている」が「患者が一番よく知っている」に取って代わられたとはまだいえないが、私たちが行う決定に患者にも参加してもらい、その決定の理由を理解してもらうことの必要性が以前に比べてはるかに強く認識されるようになった。臨床研究の場で最も広く知られている言葉の一つに、「インフォームドコンセント」というものがある。これは、行われていることを十分理解したうえで同意し、その旨署名するという、被験者の了解のことである。精神保健の従事者は、自分が治療を行う相手からもインフォームドコンセントを得られれば、とても優れた実践家といえる。これは、治療の理由についての小さな一部分だけが共有されている、というような限定された行為のことではない。理想的には、患者自らが参加できるよう、用いているモデルについて説明するべきであり、それが適切なインフォームドコンセントの真の土台である。(6) 患者に傾聴することがモデル作りの第一段階であり、それと同じモデルを用いて患者に説明したり、他のモデルを導入して最初のものを否定したりすることは、治療への同意を得るための前提条件なのである。

さて、それではこれから皆さんに参加者としての役割を演じていただければと思う。ここから四つの各章の中で、参加者は異なった役割を担うことになる。皆さんにとって、より好ましく感じられるモデルも、そうでないモデルもあるかもしれないが、それぞれが意義あるものだということに賛同してもらえれば幸いである。さあ、モデル作りを始めよう。

第2章 疾患モデル（Disease Model）

「精神疾患は身体的変化に依存する、という前提を持つ身体的アプローチの中心的な主張は、このアプローチは有用な作業仮説である、というものだ。この手法は大きな進歩を遂げてきており、さらに進歩し続けているように見える。この進歩は、生物学における進歩の最前線に対応したものである。精神医学が属するのはここなのだ」

「私は彼と同じ波長では仕事をしていない。彼は、人間を歩く脳だと思っている」

エリオット・スレーター、一九五四(16)

地域精神保健チームのソーシャルワーカー

この二つの両極端な見方は、どうすれば互いに歩み寄ることができるのか。一つ目は、精神分析が精神医学の主役であった時代に書かれたものだが、今では非常にもっともに思われる。どのような精神の異常も、結局、神経系の病態生理の何らかの機能不全に端を発しているのは間違いないし、もしこれを解明できれば、それは私たちの理解の助けになり、誤った理解の修正を促すことになるだろう。二つ目は、このアプローチが常識に反している、行きすぎていると感じられるほどにまで実行されたときに生まれてくる失望について述べたものである。病態生理に気をとられすぎると、その人を理解するうえでの妨げになるのではないか、というのである。これに対する疾患モデル支持者の弁明はこうだ。「いや、そんなことはあり得ない。私のところに受診に来る人は、問題を整理してほしいと思っているのだ。私の仕事は、問題をその人の残りの部分から切り離し、その解決に努めることであって、その人全体を考慮に入れることではない。そんなことをしても私の問いの焦点がぼやけるだけで、何のメリットもない」。さあ、それでは、疾患モデルがこの明確化された課題をどのように実行し、その焦点を擁護することができるのか、見ていくことにしよう。

疾患とは？

「精神疾患」という名前には「病気」という意味が含まれており、「精神保健の問題」などの婉曲的な言葉でオブラートに包んだとしても、それは一時のごまかしにすぎない。疾患という言葉は、正常な機能に根本的な障害があることを示唆しており、単なる個体差のことをいっているのではない。疾患モデルは、精神的不調を物理的・化学的な変化の結果とみなしている。この変化は、主として脳で起こっているものの、神経系の他の部位で起こっていることもある。このモデルは、千年以上もの長きにわたって医学全般に役立ってきたのであり、この二百年の間に劇的な発展を遂げた。精神科の疾患と他科の疾患の間で病気を認識するために用いる規則が異なるのなら話は別だが、そうでないのなら私たちも同じアプローチを用いなければならない。あらゆる精神疾患では身体の一部ないし複数の部分に機能不全や何らかの病的な変化がある、と結論しなければならないのである。

この文脈における「疾患」の定義は、スキャッディングによると、[17]「生物の一集団が示す異常な現象の集合体であり、特定の共通性を持った（一連の）特徴を伴う。この特徴は生物学的に不利な状態をもたらすような形でその生物種にとっての標準から逸脱している」というものである。この定義は、身体疾患にも精神疾患にも等しく当てはまるものであり、病気の境界線を設定している点で重要である。たとえば精神医学では、必ずしも生物学的不利をもたらさず、正常範囲の個体差とほとんど区別のつかない「黄体期後期不機嫌性障害」（誰にでもある月経前緊張）や「社交不安障害」（ちょっとしたあがり症）などという新しい病気の導入によって医療の対象を拡大することへの大きな懸念がある。精神医学における疾患モデルは、こういった状態のうちのどれが精神医学の対象とする範囲を超えており、精神保健による介入が不適切であるか、ということを決めるのに役立つ。

疾患を同定する段階

疾患の同定には基本的に四つの段階がある。

表2-1：疾患モデルの4原理

- 精神病理は常に身体病変に伴って起こる
- この病変の分類によって、精神疾患を固有の特徴を持ったさまざまな疾患に分類することが可能になる
- 精神疾患はハンディキャップをもたらし、生物学的に不利である
- 精神疾患の原因は、それがもたらす身体的な結果によって説明可能である

(1)　その疾患（臨床症候群）の症状・主徴の記述
(2)　病理（すなわち病気によって生じた構造的・生物学的変化）の同定
(3)　その症候群の推移（自然経過）の検討
(4)　原因（単一の場合も複数の場合もある）の決定

疾患の病理に基づいた対応や治療、さらには治療に伴って起こる結果（予後）も、疾患モデルの一部とみなすことができる。しかし、他のすべての段階がきちんと解明されれば、こういったものは自動的についてくると考えられる。これらの四段階は、表2-1に示した精神疾患の四原理が受け入れられた場合にのみ、理にかなっていると考えることができる。

第一段階：臨床症候群の同定

ほぼ必ずといってよいほど、臨床症候群の把握は病気を同定するための第一段階になる。これは、「徴候と症状の関係」（徴候は、観察される異常や検査によって明らかになる異常であり、症状は、本人の訴えや本人に感じられる機能の変化である）に気づくところから始まる。たとえば、食欲不振やエネルギー欠如などのような特定の症状、あるいは頻脈や甲状腺肥大などのような客観的徴候は、特定の疾患と結びつく傾向がある。疾患を調べている者の注意がいったんこの関連に向けられると、その症候群の全貌が明らかになるまで他の症状や徴候が調べられることになる。二つの症状や徴候が持続的に関連していても偶然の所見かもしれず、三つになると本当に関連することを意味している可能性が高くなり、四つあると確かなものになる、といった具合である。観察は症候群を正しく同定するための基本であり、もっぱら臨床技能に依拠している。症候群を構成する多様な要素は、最初は明らかな意味を持っていないかもしれないが、ある症候群が疾患として認められるためにはそういった要素はすべて説明されなければならないであろう。十七世紀のシデナムや十九世紀前半のブライトといった医師らは、新しい重要な症候群を発見した医学探偵のすばらしい例である。現代の医師たちとは違って、彼らは自分たちの仕事を助けてくれる科学的な検査技術を持っていなかった。精神医学はその頃と比べてあまり進歩していない。現在「疾患」とされているものの多くは暫定的なものであり、現在行われている診断の組み合わせ（「併存疾患（comorbidity）」と呼ばれることが多い）の中には、それらの真の性質が解明されると一つにまとめる必要が出てくるものもあるかもしれない。

架空の名探偵シャーロック・ホームズは、アーサー・コナン・ドイルが、スコットランドの有名な内科医チャールズ・ベル卿の臨床技術をモデルにして生み出したのだが、この内科医は表に現れたちょっとした徴候から医学的状態を診断する能力で名高い人物であり、医学生を教えるときにはそういった能力を惜しげもなく披露したのだった。だから、「基本だよ、ワトソン君（Elementary, my dear Watson）」は、不運な学生が偉大な診断家の引き立て役に使われた印象的な講義の一つがそのまま元になっている、というのもうなずける話なのである。

そういった医師たちは臨床観察（それに問診）によって疾患をつきとめたのであり、それらの疾患は、長年の後に疾患モデルの他の性質を持っていると示されたにすぎない。たとえば、急性ブライト病は腎臓の炎症〈腎炎〉であり、一八〇年前に初めて記述されている。ブライトは、発熱、顔や手の浮腫、尿がほとんど、あるいはまったく出なくなる〈無尿症〉といった症状から成る症候群には腎臓が関係していそうだと疑っていたが、ブライトが臨床症状をすべて関係づけるようになるまで、この疾患は認識されないでいた。ずっと後になって、顕微鏡による病理〈腎臓の特定の構造〈糸球体〉の炎症〉や原因〈特定の細菌〈溶血性連鎖球菌〉への過敏性〉が発見された。しかし、この問題に初めて科学的な視点から焦点を当てたのはブライトだったのである。

臨床症候群はのちに診断へと細分化されるのであるが、「診断」は症候群に対するとても便利なコードネームである。医師らが甲状腺機能亢進症〈グレイブス病またはバセドウ病〉の患者について話し合うとき、彼らは一つの単語によって、その患者は腫大した甲状腺〈甲状腺腫〉、非定型的な顔貌、体重減少、異常な震え、眼球の独特の徴候、頻脈、反射速度の亢進、落ち着きのなさなどを呈することの多い症候群に罹っている、と伝え合っているのである。病気の確定診断は、他の検査〈通常は検査室で行われる検査〉の結果による裏づけを待って行うことになるかもしれないが、診断プロセスの重要な部分は患者の臨床評価であり、臨床診断は検査所見と独立に行われてもよい。

臨床症候群は、その大部分が患者の詳細な病歴と入念な身体診察によって明らかになる。病歴は患者の訴えに潜む本質についての大きなヒントになるため、医師は診察を行う際、特定の特徴に対してとりわけ注意を払う。病歴は、信頼できないことや重要な変化を漏らしていることがあるため、医師は常に十分な身体診察を行うべきである。たとえ病歴から予想される異常が確認されたとしても、全身を調べなければ、他の異常な徴候が見落とされている可能性がある。

病歴を聴取する

すべての医学生はトレーニングの初期に病歴聴取という基本的なアプローチを習得する。これは一般社会からも期待されていることである。疾患モデルに従う精神科医らは、精神症状を評価する際に非常に似通ったアプローチをとっており、ここで用いられる手法は身体症状の場合と同じものである。最初の段階は入念な病歴聴取であり、これは一般的な病歴に比べ、より詳細で、時間もかかることが多い。それは、関連する医学的・精神科的な病歴に加え、生活歴・家族歴や先行するイベントまでもが評価されるからである。すべての精神科医は、どのモデルを採用しようと、評価を行う際には人を全体として考慮しなければならない。精神科医は評価を行っているとき、可能性のある症候群について複雑に考えをめぐらせていることが多いため、そっけなく映るかもしれないし、自分たちの態度が患者に苦痛をもたらす可能性があることに気づいていないように見えるかもしれない。

過去の優れた臨床医はみな、患者との良好な相互作用の重要性を嫌というほど認識していた。当時は知識が少なく、有用な介入法がほとんどないということがプラスに働いたのである。実際、ジョナサン・ミラー博士が医学の歴史についてテレビ番組で紹介したように、一九〇〇年以前の医療は効果的な治療法をまったくといってよいほど持っておらず、プラセボを巧妙に操るくらいしかなかった（この無害な介入は、たとえ一時的にすぎないにしても患者の気分をよくした）。

今日ではすべての医師がコミュニケーション技術の重要性について教え込まれているが、疾患に焦点を当てるときには、一般に「全人的アプローチ」と呼ばれているものの教養を必ずしもすべて背負い込む必要はない。指にできたいぼ（疣贅）を切除してもらいたくて医者にかかった人は、私生活や性生活について尋ねるような質問に対し、そのような情報はいぼの切除に関係がないという理由で腹を立てるかもしれない（もちろん、そのいぼが別な場所にできていたとしたら、無関係ではないかもしれない）。

疾患モデルに従う精神科医は、患者を人としてではなく「症例」としてみていると批判されるこ

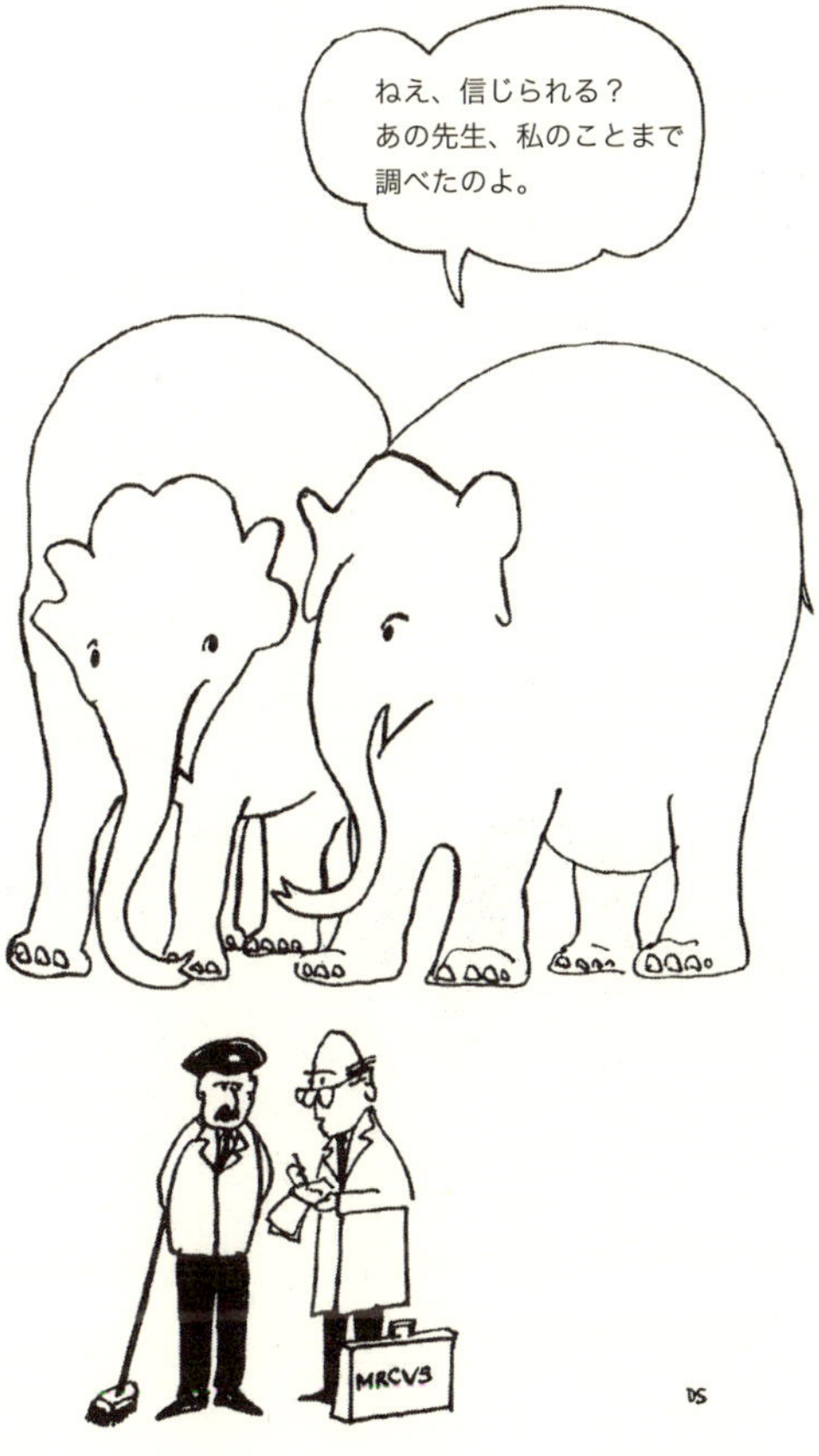
ねえ、信じられる？
あの先生、私のことまで
調べたのよ。
MRCVS
DS

とがある。他科ではよく見られるこの批判は、その医師が不適切な評価を行ったために治療を誤った場合にのみ正当化されるものである。過去から現在へと及ぶ問題に関する詳細な病歴は、その疾患の本質への重要な手がかりとなるため、精神疾患を脳の病気と考えている精神科医はそういった病歴をおろそかにはできない。彼らが他のモデルに従う精神科医と異なっているであろう部分は、質問がより形式化されている点と、面接の中の相互作用の部分が無視される点である。面接は、意義深い人間的交流の第一段階としてではなく、情報を得るための行為とみなされるのである。

患者を診察する

身体診察は、他の医学的疾患に対して行われるのと同様のやり方で行われ、あらゆる精神科患者の評価に不可欠な部分である。たとえ、明らかに異常な身体的徴候を呈する精神疾患はごく少数であるため身体診察によって情報が増えることはないかもしれないとしても、である。精神科医の中には、自分はもっぱら精神医療の専門家であるという理由で身体診察を軽視する医師もいる。これは、疾患モデルの精神科医を不愉快にさせる。疾患モデルの最も強力な支持者の一人であるリチャード・ハンターは晩年、次のような辛辣な表現でこの立場を非難している。「精神科医は、他科の医師が行うような方法で診断をしていない。彼らは五感のうち四つを放棄し、文字通りの耳学問で適当にやっている。それは新しい目的に合わせて改造されたノータッチ技である。身体診察や精密検査によって、医学は当てずっぽうや空論から事実や科学へと変貌を遂げたのだが、こういったものは軽視されたり、積極的に排除されたりしている。これらは、患者の心の深淵を探求する際に注意をそらし、ラポールを築く邪魔をするなどと言い立てられているのである」[8]。これは面白い意見である。形式的に症状について話し合い、体系的に身体を診察することは、思いやりにあふれた対等な

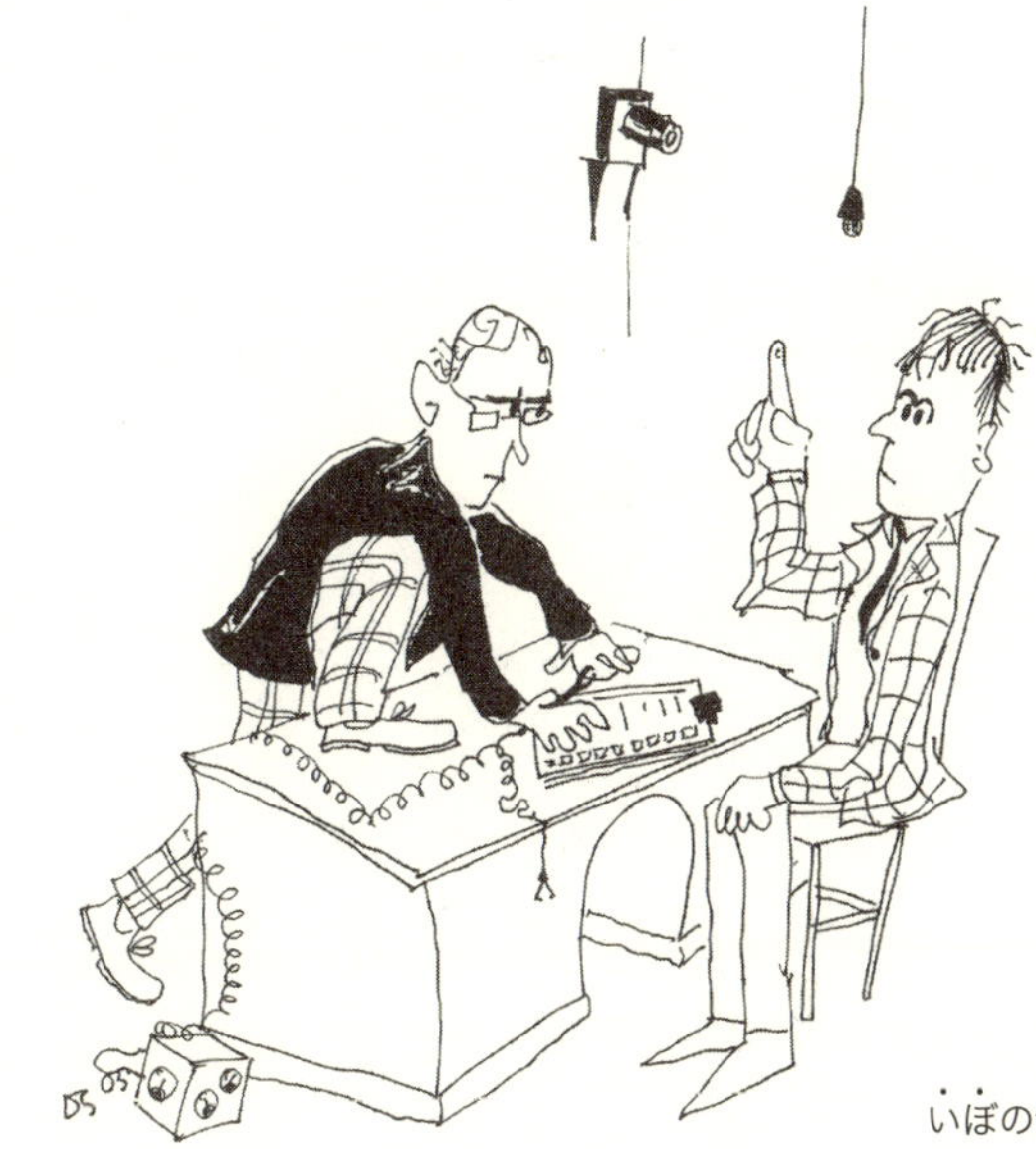

いぼの切除

関係を患者と築くうえで最善のやり方であるようには思えないかもしれない。しかし疾患モデルでは、この方法は、申し分のない医師-患者関係をもってしても決して発見できないような重要な異常を見逃さないようにするために不可欠である、と考えられている。

精神状態の診察を行うときにも同じ原則が当てはまる。臨床検査などの客観的な検査を臨床所見を確認するために用いることはできないが、それでも、そういった検査には科学的客観性を保つという目的がある。精神状態の診察は、身体診察の精神版なのである。精神科医は、精神状態のどの部分に異常がありそうかについての手がかりを病歴から得ているかもしれないが、その病歴があてにならない場合や、意図的に精神障害を隠そうとしている場合があるため、すべての手順を行わなければならない。精神科医が精神状態の診察から得る情報は、完全に客観的というわけではない（データの質の違いを表現する際、「ソフト」「ハード」という形容詞がよく使われる）が、それでも病歴よりは信頼できるのである。

精神状態の診察と身体診察の類似点

〈身体診察〉	〈精神状態の診察〉
● 各臓器系の体系的な診察	● 行動・発言内容・思考・認知についての、体系的な精神状態の診察
● 異常所見の簡潔な要約（高血圧、肝腫大など）	● 異常所見を記述するための簡潔な専門用語（誇大妄想、観念奔逸など）
● 診察終了時に行う暫定的診断	● 診察終了時に行う診断の定式化

所見を記録する

他科の医師たちが、体のいたるところのリンパ節の腫れに対する「全身性リンパ節腫脹」など、診察時に見られる異常な特徴を記述する目的で正式な専門用語を用いるのと同様に、精神科医は精神状態に関する異常な徴候を記述するために正式な専門用語を用いる。これは記述精神病理学あるいは現象学と呼ばれるもので、その発展はカール・ヤスパース[9]によるところが大きい。面接者は、診察で明らかになった精神の異常な徴候をできる限り客観的に記述しようと努める。そうすることで、この面接者が行う所見の要約は簡潔・正確かつ情報量の多いものになり、こういった評価はひとりよがりのものにはなり得ないのである。また、単に異常が存在すると記録するだけでは不十分であり、その異常を形容しなければならない。これは、他科の医師が肝腫大（肝臓の腫大）について説明する際、肝臓が肋骨弓下に何横指の大きさで

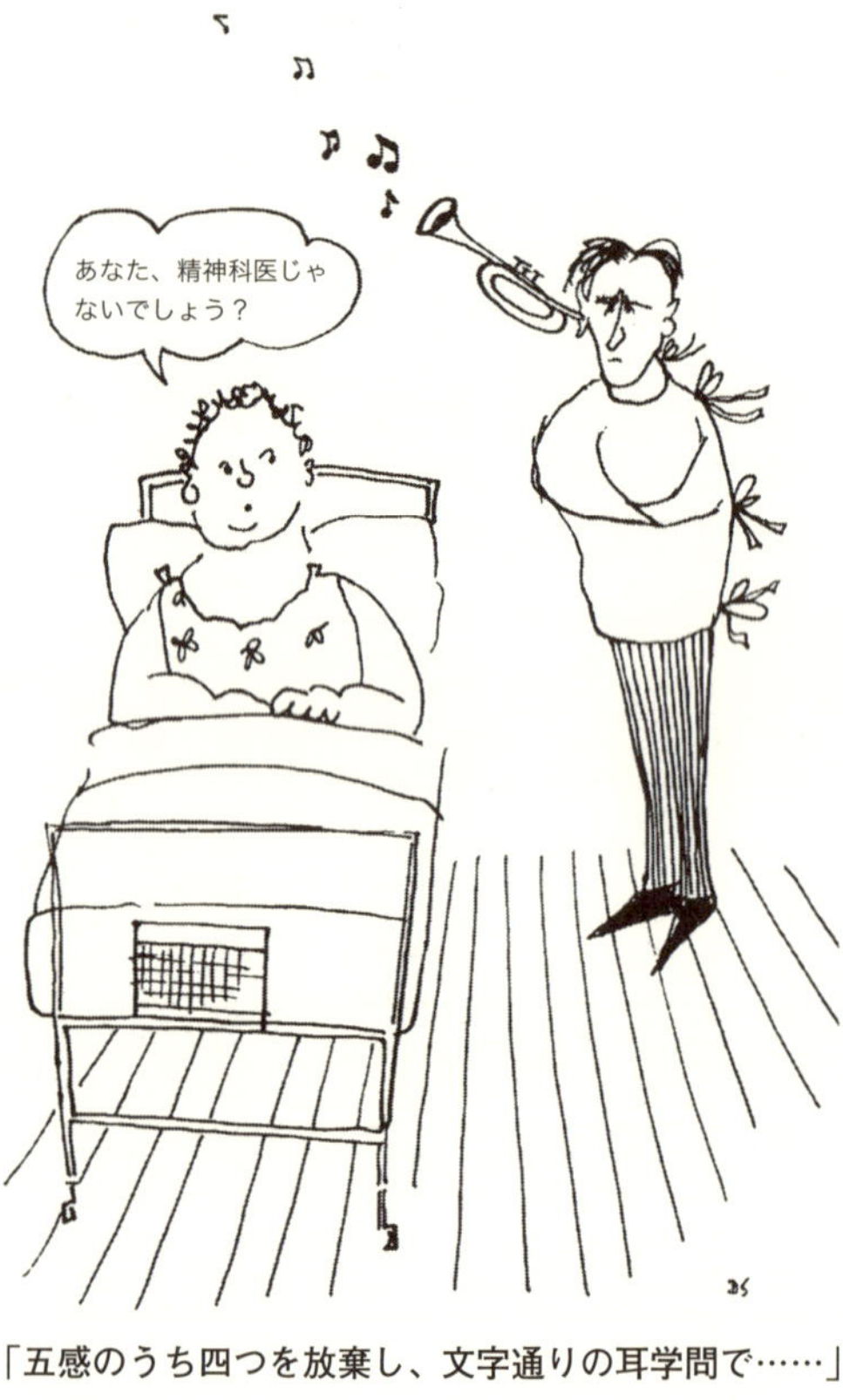

「五感のうち四つを放棄し、文字通りの耳学問で……」

腫大しているか、硬いか柔らかいか、滑らかか凸凹があるかなどを記述することによって詳細な描写を行うのと同様である。

たとえば、自分に関係した事件が進行しているとか、ラジオやテレビの番組が特別に自分のことをいっているという考えは、現象学では「関係念慮」と記述される。同様に、患者が、それが何なのかはわからないが何か重大な意味を持ったことが起こっているのではないか、と疑っているときのような、統合失調症の初期によく見られる困惑と疑惑の感覚は、「妄想気分」と呼ばれる。そういった用語を使用することで精神医学における記述は非常に単純なものになる。患者が呈する異常な精神機能のレパートリーは比較的少なく、特定の現象学的要素が繰り返し起こっている、ということは経験的に示されているのである（こうした用語のリストは、巻末の「用語解説」に掲載している）。

このようにして収集した情報の主要なデメリットは、病歴と同様、患者の協力を必要とすることや、その大部分を本人が話した内容の解釈に依拠していることである。精神状態の診察の重要な部分は、病歴聴取や診察のときに患者を観察することであるが、一つの問題を評価するだけで十分なことはほとんどないし、無言の患者や非協力的な患者には特別な手順が必要になる。それでも、患

表2–2：有用なたとえになぞらえた、疾患モデルによる標準的な評価手順

1	土地を用意する	病歴をとる
2	土台石の配置	身体診察
3	部屋の建築	精神状態の診察
4	ペンキや漆喰を塗る	臨床検査などの客観的検査を行う
5	不動産業者の仕様書	診断の定式化

者から得られる主観的な情報を形式化することで、精神科医はその疾患を少数の文で要約することができる。他科の医師のように一つの単語で診断できることはめったにないにしても、それと同等の「診断定式化」は、精神科医が所見を伝えるうえで最も簡便な方法なのである。

これが実践場面でどのように役立つのかを見ていくことにしよう。まず初めに、「病歴聴取」として学生が学ぶものの典型的な形式――そこでは疾患モデルが用いられている――を見てみよう（表2–2）。それは、何もないところから家を建てていくのに似ている。

「病歴を聴取する」際に収集する必要のある情報とは何か？

アキリーナとワーナー[1]は、精神科における重要な評価要素である病歴聴取に必要な基本技能について、優れた要約を行っている。病歴聴取をうまく行うために、面接者は「(1)態度やアプローチに自らの価値判断を差し挟まない、(2)患者（の抱えている問題）に関心を持つ、(3)患者が話している内容に耳を傾け、それをどのように話しているかに注意を払う、(4)患者の外見や行動を観察する、(5)面接の目的に集中しながら、かつ柔軟でいる、(6)面接をコントロールしながらも、患者の自発性を許容し、複雑な話題・感情についての議論を促進する、(7)患者が必要のない詳細を話したり脱線したりするのを止める、(8)患者が自分をどのような気持ちにさせているか、自分が患者にどんな影響を及ぼしているかを認識することで、自分自身と患者の感情に敏感でいる」のである（文献1の4頁）。

最後の点については、論理的思考の妨げになるということで、疾患モデルの支持者をイライラさせることがあるのだが、それを別にすれば、他はすべて疾患の評価に矛盾しないものである。それでも、面接者は情報を最大限引き出せるよう患者にこの作業に積極的に参加してもらわねばならないのであり、そのためには注意深く聴取するという要素が欠かせない。病歴聴取の最初の部分――「主訴」として記述されることが多い――において、患者は、自分の目に問題として映っているのは何なのか、どのように起こってきたのか、ということを自らの言葉で説明する機会を与えられる。その見方はまったく見当違いかもしれないし、正鵠を射ているかもしれない。しかし評価者の仕事は、その問題に対する明瞭な説明が患者自身の言葉で与えられるよう、患者の手助けをして話を引き出すことなのである。

その後はスムーズである。ここからは評価者が面接をコントロールして、短時間で多くのことをしなければならない。まず家族歴を順次調べていく必要がある（生きている親族と死亡している親族、その詳細な死因、それに精神疾患の家族歴を尋ねることで、疾患に影響を与えている家族要因や遺伝要因が存在する場合、それを特定する）。次が生活歴であり、ここでは患者の生育環境や幼少期の生活状況を記録し、教育歴や学業成績を詳しく聴取する。それから性経験*や婚姻状況を順に尋ね、配偶者（同棲者）やその他のパートナー、子どものことも詳しく聴取する。病前性格、つまり病気になる前はどんな人だったかについても面接のこの段階で尋ねる。これまでのその人は、面接時に観察される人物像とどのくらい同じであったのか、あるいはここ最近でどのような変化が起きたのかを知ることは重要だからである。

面接のこの部分では多くの情報を得なければならないので、評価者は面接を十分コントロールしなければならないし、無駄に手間取るのを避けるために、会話の流れをさえぎったり、変更したりする必要が生じることもある。これは関心のなさを示している、などと解釈するべきではない。診察のこの部分では話が脱線して貴重な時間が浪費されることがとても多い、というだけのことである。

その後、詳しい現病歴を過去から現在へと注意深く記録するのだが、ここでも評価者のかなりのコントロールが要求され、ときおり患者を促して重要な点について調べる必要が生じる。現病歴が終われば、身体状態と精神状態の診察を行う。身体診察は、精神医療の専門家が行うこともあれば、そうでないこともある（最近では他科の医師に任されることが増えてきている）。しかし、たとえ詳細な診察が行われなくても、患者の身長や体重、容貌、面接時のようすなどはすべて貴重な情報になり得る。疾患モデルの支持者は、患者が身体疾患を合併していないことをはっきりさせておきたいと考え、詳細な検査を定期的に行うであろう。

先に述べたように、精神状態の診察は身体診察と同等であり、標準的な手順を経て行われる。患者の行動を記述し、思考を吟味することで、病気のサインを探すのである。もちろん思考を直接調べることはできないが、思考の多くは言葉に変換されるし、話の内容を分析することで、その人の思考過程について多くのことがわかる。その人が言っていることを正確に記録することの大きなメ

＊訳注：わが国では初回面接時に性経験について尋ねることはまれである

リットは、他の人たちがその内容の意義を解釈する際の助けになることである。

最後に認知や記憶を調べる神経心理テストを行って、精神状態の診察が完了する。注意を向ける能力、情報を記憶して短時間後に想起する能力、周囲の状況や最近の出来事の認識などはいずれもここでの評価項目であり、診断を決定するのに役立つ。したがって、たとえばエイリアンにとりつかれているという感覚を持っている患者がいたとして、その患者は手術後すぐの時に診察を受けていて、評価時にいくぶん混乱していたとしたら、このことは問題の本質に対してまったく違った見方を与えるであろう。また、面接の初期に自らの人生について冗長でとりとめのない話をし、最後のほうにひどい記憶障害が明らかになった場合、おそらく長期のアルコール乱用後の脳障害によって記憶の歪みが起こるコルサコフ症候群のような状態であろう。

面接の最後に評価者は、精選された少数の文で診断の定式化を行う。不動産屋が新築の家を宣伝するのと同様に、この定式化は、患者の状態を高度に特異的な方法で際立たせながらも、一方ではその状態を同じ診断名を持つ他の状態と同じグループに入れることを可能にする。優れた診断というのは、最小限の単語ですべてを説明するものである。ほとんどの精神科診断はそこまで簡潔ではなく、診断定式化が数行にわたる文になってしまうこともある。たとえば、うつ病の臨床症状を呈している人は、自らの問題を次のような診断定式化によって文脈化してもらう必要があるかもしれない。

「二十五歳男性。試験に落ちて評価を失った後にうつ病症状が出現。現在、絶望感、自尊心の低下、早朝覚醒や気分の日内変動（夜に近づくにつれて気分が良くなる）などといったうつ病の生物学的特徴を呈している。状態は改善に向かいはじめている」。

ここまでに疾患モデルのことを詳しく述べてきたので、続いて実際の実践場面でそれがどのように用いられるのかを見ていくことにしたい。疾患の性質を明らかにするプロセスには四つの段階があり、その最初にくる臨床評価は非常に重要な部分である。このモデルを用いた評価がアキリーナとワーナー(1)のアドバイスに従っているかどうか、調べてみよう。実例の中での解釈は太字で示されている（本書の他の箇所でも同様である）。

実践における評価

二十四歳男性。かかりつけ医より外来クリニックに紹介された。紹介状には、わずか三文の中にきわめて重要な要素が含まれている。「この患者さんはますますひきこもるようになってきていて、患者さんの家族も私も、本人のパーソナリティが変化してきたものと考えています。他人に対して非常に疑い深くなり、誰のことも信用しません。健康面について繰り返し訴えにくるのですが、私が身体に悪いところを見つけられないことに不満を持っているため、今では私のことも信用していません」。

主訴

この若年男性が診察室に入ってくる。神経質そうに見える。医師は椅子から立ち上がり、彼に近づいて手を握り、安心感を与えようとする。

精神科医：「Xさん、はじめまして。医師のYです。精神科医です。ここにいらっしゃるのは少し大変だったかもしれませんね。これからいろんなことをお聞きしたいと思います。私にとって本当に必要なのは、最近のあなたの全体的な調子について教えていただくことと、それに対して何かをしないといけないとしたら、それは何なのかについての全体像をつかむことです。この面接が終わるまでに、しないといけないことをお伝えしたいと思っていますので、あなたの言葉をさえぎらなくてはならないことがあったらお許しください。しかし、まず、どのようなことがとくに問題だとお考えなのか、お聞かせいただければと思うのですが」

患者：（そわそわしたようすで）「問題ですって？　おっしゃっていることの意味がわかりません」

精神科医：「ええ、あなたが手助けしてほしいと思っていらっしゃるようなことです。何かお困りのことはありませんか」

患者：（ためらいの後に）「先生には僕を助けることができません。僕には警察が必要なんです。外にいる連中は僕を殺したいと思っているんです。連中はあちこちにいて、僕の心を乗っ取っているんです。たぶん先生にも近づいているんじゃないですか。知りませんけど」

（そして黙ってしまう）

解釈：面接が始まってすぐに重要な情報が明らかになったのだから、これは予想以上の収穫だ。重大な妄想、おそらくはコントロールされているという考え（作為体験）に関連した妄想が疑われる。

精神科医：（対処を誤ると面接を続けられなくなる危機を迎えていることを認識しながら）「私には、今お話しされたことは実に問題であると思われます。今はそのことについてこれ以上無理に話してくださらなくて結構です。ご自身のことではなく、ご家族のことについていくつか教えていただきたいのですが」

患者：（怪訝そうに）「どうして家族なんですか？」

精神科医：「ええ、初めにも申しましたように、私はただ全体像をつかんでおきたいのです。ですから、あなたの背景についておおまかに知っておきたいのです。お父さんのことを教えていただけますか。どのような方でしょうか」

会話が続けられる。そして、この精神科医は以下の情報を書き留める。（これは後からでもできることだが、いくつかの言葉を本人の言ったとおりに残しておきたいのである）。

家族歴

父は五十四歳。発明家。これまでに収めた成功といえば、特許を取得した缶切りくらいであり、人生の大部分をこれによる収入で営んできた。いつも孤立していて、友人はほとんどいない。頭の中にはいつも不潔と健康食のことばかりがある。他人を信用したことがない。以前、家主が自分に嫌がらせをして、借りている物件を手放すように仕向けてきているように感じたため、かかりつけ医が精神科医の意見を求めるという出来事があった。治療を受けようとはせず、かといって強制入院は不適切と考えられた。それ以来、開業医に対して疑い深くなり、めったに受診しなくなった。

解釈：父には過去に妄想的な精神病エピソードがあったのかもしれず、妄想性パーソナリティ障害を有しているのかもしれない。こういった特徴は「統合失調症スペクトラム」と呼ばれているものの一部であり、統合失調症患者の家族によく見られるものだ。母は五十歳。五年前にこの夫と離婚している。短気で社交的であり、夫の妄想症や好んで孤立する傾向には決して慣れることができず、夫の元を去って他の男性のところへ行った。患者はひとりっ子。父の他にも、父方のおじが統合失調症と思われる精神疾患に罹っていた。このおじには多くの入院歴があり、四十九歳のときにビルの十階から飛び降り、自殺。解釈：統合失調症はある程度遺伝的要因によって子孫に伝わるため、他の血縁者も統合失調症または統合失調症様（＝統合失調症のような）疾患に罹っていたらしいという情報は、患者自身の状態と関係があるかもしれない。

精神科医は、患者を比較的当たり障りのない話題へと導くことに成功し、続けて患者の幼少期についての詳細を尋ねる。

精神科医：「あなた自身の話に移ってもよろしいですか。お生まれはどちらですか。」
患者：「どうしてそれを知りたいんですか。それが今の僕の状況とどういう関係があるんですか。」
精神科医：「面倒をかけてすみません。これはまったく必要のないことかもしれませんが、私にはあなたの背景についての全体像を知る必要があるというだけのことなのです。とくに関係がなさそうであれば、二度とそのことに触れるつもりはありません。」

男性はいくぶん安心し、続けて精神科医は生活歴について尋ねる。

生活歴

イングランド南部の工業都市で生まれる。出生時の異常や早期発達の問題はなく、子どもの頃の病気も麻疹だけで、それも後遺症を残さずすぐに治癒した。解釈：精神疾患に罹りやすくなるような幼少期の身体的問題はない。地元の小学校・中学校に通い、十六歳で卒業。* 特技なし。書店の手伝いとして五年間働いたが、時間が守れず結局クビになった。彼が言うには、その仕事への興味を失っており、「そんな仕事は自分にとってどうでもよく、やってられない」ということである。それ以来仕事を探そうとしたことはないのだが、自分には特別な能力があり、いつかは政府が自分に仕事を依頼してくるかもしれないと感じている。父と同居。父とはほとんど話をしないが、患者はそれに満足しており、密な関係を持ちたいとは思っていない。親しい友人はおらず、女性と接することもほとんどない。「彼女がいたことはありません。売春婦と何度かセックスしたことがあるだ

*訳注：イギリスの義務教育は日本より長く、五歳から十六歳までの十一年間。

けです」と。結婚願望や女性と親しい関係になりたいという願望はない。

病前性格

いつも孤立していた。他人はいつ危害を加えてくるかわからないと考えており、距離をとるのに越したことはないと思っている。以前は切手を収集していた。今は収集していないが、自分のコレクションは特別だと思っていて、どんな人間関係よりも大切にしている。解釈：この患者は、国際疾病分類第10版（ＩＣＤ－10[19]）に記載されている統合失調症と統合失調質パーソナリティ障害の明確な徴候を示している。風変わりで、情緒的温かさや親しい人間関係に欠けていて、単独での活動を好む、という組み合わせは、このタイプのパーソナリティに典型的な特徴である。

現病歴

他の人たちが自分を傷つけようとしている、という不安が過去二年間でますます強くなってきている。この理由を尋ねると、数日前に自宅のそばの交差点の信号機が故障したときにすべての問題が始まったのだ、との由。その直後から、他人が自分をつけてきている、という考えを持つようになり、信号機の故障は「連中」の計画的なシグナルなのだという結論に達した。解釈：妄想知覚を語る。「連中」はポケットの中の小銭をジャラジャラさせるなどの技術で通信しており、そのことで彼は「連中」を識別できるのだという。そのため彼は、「連中」がバスを待つ列に並んでいるときや街中にいるとき、「連中」を見つけることができた。この半年間、「連中」は特殊な方法で彼に連絡をとってきているのだという。「あいつらは僕の心を読めるんです。あいつらは他の惑星から来た宇宙人なんです。僕をつけてきている他の連中全員の体を乗っ取ってきたのと同じように、僕を殺して体を乗っ取ろうとしているんです。僕を完全に乗っ取るまで満足しないでしょう。わかりますか。あいつらはク＊＊タレな宇宙人なんですよ。あいつらを止めてください。信じてもらえないことはわかってます。誰も信じてくれませんから。でも本当なんです。」解釈：病歴から、妄想と幻聴、それに身体的妄想（体がコントロールされている）の存在が示唆される。

これで、病歴聴取の主要な部分は終わったことになる。すでに多くの情報を取得したが、私たちはこの若い男性をさらに入念に診察しなければならない。患者が質問に圧倒されて興奮しているおそれもあるので、当たり障りのない面接に戻る必要がある。

精神科医：「ありがとうございます、今のお話はとても役立ちます。さて、これから診察でお体の具合を少し調べたいと思うのですが」
患者：「何のためにそんなことをしたいんですか。宇宙人を見つけようとしてるんですか」
精神科医：「わかりません。あなたの体が健康かどうか調べる必要があるというだけのことです。そうすることで問題の全体像をつかめますので。まったくもって健康です、という太鼓判を押すために、どの患者さんの診察でもしなくてはいけないことなのです」

身体診察
身長一八〇センチ、体重六九キロと、背が高くて痩せた男性。心血管系、呼吸器系、消化器系、神経系に異常なし。

精神状態の診察
行動：面接の間、極度に疑い深いようすで部屋の中をコソコソと見回し、外の廊下を誰かが通り過ぎたり、そこで小銭をジャラジャラさせたりする音が聞こえたように思い、はなはだ落ち着かなくなることがある。

会話：感情的に話したり、会話が漏れるのを恐れているかのように口ごもった話し方をしたりする。話の大部分はちぐはぐで、理解困難な内容もある（「連中は僕の心を読めることが僕にはわかるんです。あの音を聞きました？　あれは連中がいま僕の心を読んでいることを知らせる音です。僕には答えがわかっているんです。明かりが消えると連中はまた続けるに違いありません。連中は、僕を殺したいと思えば、いま殺すことだってできるんです。僕は剣を持っていますが、自分を守れないんです」など）。解釈：統合失調症に典型的な思考障害を認め、文と文の間に明らかなつながりを欠いている（連合弛緩）。

思考内容：宇宙人が自分の心を操っていて、考えを抜き取ったり、意のままに考えを吹き込んだりできると確信している。「僕は連中の一部かもしれません。連中には僕の心がわかっています。むしろ僕の心の中にいるんです。僕はあいつらの言うとおりにしないといけないんです。あいつらは僕をコントロールしてるんです」。解釈：顕著な思考障害（思考伝播や、思考吹入による思考のコントロールを含む）を伴う「作為体験」の現象を呈している。自分の心が外的な力にコントロールされて空っぽになっていて、自分にはそれをどうすることもできない、という確信は、統合失調症の典型的特徴の一つである。

知覚：何かをするように命令してきたり、自分のことを話し合ったりする宇宙人の声が聞こえる。宇宙人は、「あいつはわれわれの要求したことをやっていない。寝ぼけているにちがいない。目を覚まさせてやる必要がありそうだな」といったようなことを言っている。その声は宇宙から届いていると信じており、もしかしたら他の惑星から届いているかもしれないと思っている。その宇宙人を見たことはない。解釈：幻聴（すなわち、明らかな声の刺激がないのに声が聞こえるという知覚）が存在する。こういった声の中には三人称で彼のことを話しているものもあり、これは統合失調症に特有のものである。

認知：五分後に想起させる遅延再生では名前と住所を一つずつ覚えており、簡単な計算（100から

7を引き、そこからさらに7を引く）に正答する。世界情勢についての最新ニュースを知っているが、地域ニュースは知らない。現在の日時と場所がわかる。解釈：問題となるような知的障害を認めず、時間と空間の見当識は正常である。

診断定式化：「明らかな統合失調質パーソナリティ障害を有する若年男性であり、幻聴や思考障害、過度の疑い深さが出現し、自分の心が宇宙人にコントロールされていると信じている。これらの症状は意識が清明な状態で体験されており、暫定的診断は妄想型統合失調症である」（ICD-10コード：20・0）。

さて、それでは病歴がアキリーナとワーナーの七原則を用いて正しく得られたかどうかを見てみよう。

原則1．態度やアプローチに自らの価値判断を差し挟まないこと。先ほどの精神科医はこの点について合格点を与えてよいと思われる。彼（または彼女：今日の精神医療においては女性であることが多くなっている）は、患者に悪く受け取られかねないような負荷のかかるコメントをしないよう注意を払っている。この患者はきわめて過敏で、当たり障りのないコメントに対してさえ取り乱してしまう可能性があるため、面接に集中し続けてもらうために十分気を配らなければならない。疾患モデルは価値判断を行わないモデルであり、その核となる思想は、誰もみな基本的には同じだが、個々人の精神機能に影響を及ぼす病気にはさまざまなものがある、というものである。

原則2．患者（の抱えている問題）に関心を持つこと。これは精神保健における難題であろう。ここに登場した患者のように風変わりで奇妙な信念を持っている人は、他人からの強化を求めていることが多い。精神科医は、ほどよい協力を維持するために、ある程度患者の考えに歩み寄らなければならないと感じることがよくある。しかし、これはいつも必要というわけではない。明らかに重症の精神疾患に罹患しているように映っている人を評価する際に学生がときどき犯す過ちの一つは、その患者は現実認識を完全に欠いていて、「普通の」出来事や対人関係に気づいていない、と思い込むことである。統合失調症にかかっている人のほとんどは、実際には私たちがしばしば思っているよりはるかに多くのことに気がついている。マッケイブが記しているように、「（統合失調症の）患者は、他人が、自分たちの妄想的な主張に同意しないことや、そういった主張を擁護するための弁明を信じないことを知っている。重要なことに彼らは、こういう主張や弁明を行って意見が合わなかったときに生じる自分自身や他人の不快感について認識している」[12]のである。だとすると彼らの信念に歩み寄る必要はないのかもしれない。ここに登場した精神科医は、面接の中で、患者が行った宇宙人の説明を信じるそぶりも拒絶するそぶりも示していない。

原則3．患者が話している内容に耳を傾け、それをどのように話しているかに注意を払うこと。この原則は、疾患モデルを強く志向する人たちはみなしっかりと守っている。この例では、患者の思考に奇異なところがあるというのは面接が始まった直後から明らかであり、この認識（「解釈」の部分を参照されたい）によって面接が導かれている。

原則4．患者の外見や行動を観察すること。これも守られている。面接が始まってすぐの時点で精神科医は、この患者が疑い深く落ち着かないようすを呈していることに気づいており、気遣いと好意を示すことでそれを打ち消そうと努めてきた。

原則5. 面接の目的に集中しながら、かつ柔軟でいること。疾患モデルでは、必須要素に明確な焦点が当てられており、評価のどこかの時点でそれを完成させなければならない。その順序が決定的に重要であるというわけではないが、病歴はとても重要な道しるべになるため、できる限り早い段階で病歴を得ることが重要である。この例では、身体診察が通常より少し早く行われた。それによって面接が中断されることになったが、問診がさらに強い猜疑心を生む危険性をはらんでいたことや、評価のための面接は拒絶され、中途で終わってしまう危険があったことを考えると、これはおそらく賢明な選択であったといえる。

原則6. 面接をコントロールしながらも患者の自発性を許容し、複雑な話題・感情についての議論を促進する一方で、患者が必要のない詳細を話したり脱線したりするのを止めること。これは、きめ細かくバランスをとることにより、面接の間を通じて実行されている。面接のコントロールを失わないような方法で、この患者に、考えや信念、解釈、恐怖について表現してもらう必要がある。

原則７．患者が自分をどのような気持ちにさせているか、自分が患者にどんな影響を及ぼしているかを認識することで、自分自身と患者の感情に敏感でいること。これは、この例では困難な課題である。というのも、患者は自らの世界を異常な形で解釈しており、それを理解するのに時間を要するからである。しかし、この精神科医が好意的かつ一定の距離を保った面接によって過敏な男性を面接に集中させていることに対しては、及第点を与えてよいだろう。

疾患モデルに反対する人たちは、疾患モデルの厳密さ――あらゆる人を同じ基本的アプローチによって診察する必要性――をとらえて、このモデルを実践する者は人を診ておらず、没個性化された冷たいありきたりのやり方で盲目的評価を行うことで「症例」に組み入れているだけだ、と主張することがよくある。だが、この批判を退けるのは容易である。ここで働いているのは探偵であり、健康な干草の山のどこかに隠されている病んだ針を探し出そうとしているのであって、あらゆる優れた探偵のように、他の人の目にはすぐに明らかなものとして映ってこないような手がかりを探さなければならない。患者の問題のあらゆる部分を体系的に調べる必要があるというのは、探偵にとっての「徹底的な調査」と同等のものであり、それによって、見落とされているものは何もないということが保証されるのである。

この段階で診断は明らかなように思われるかもしれない（この患者は統合失調症に罹患しているように見える）が、それは暫定的な診断にすぎない（多くの身体疾患の場合でも、臨床診察のみが行われた段階での診断は暫定的なものであるのと同様である）。アンフェタミンやＬＳＤ（リセルグ酸ジエチルアミド）などの薬物乱用、もっとまれではあるものの側頭葉てんかんのような身体疾患など、似たような臨床像を呈する可能性のある状態は他にもいくつかある。妄想型統合失調症が最終診断として結論される前に、これらの状態が除外されなければならない。

この病歴・評価から読者の皆さんは、それぞれの要素を解釈する目的は、主として精神医学的表現を簡略化して伝える際にコミュニケーションを促進するというものであることや、評価の対象は、隠れた現象ではなく明白な現象に集中していることにお気づきになるであろう。評価は重要な情報収集行為であり、礼儀正しく、しかし断固とした態度で行われる。これによって次の段階へと進む道が整うのである。

第二段階：病理の同定

臨床診察で得られた診断の手がかりを裏づける、あるいは否定するような他の独立したエビデンスがなければ、臨床医学を適切に実践することはできない。病理の科学は、優れた実践にとって不可欠な補助的役割を担っており、血液検査によるヘモグロビン濃度や電解質の測定、肝機能検査などの単純なものから、体のさまざまな部位のコンピュータ断層撮影（CT）や磁気共鳴画像（MRI）、生検*や外科的切除によって得られる組織検査、といった比較的複雑なものまで、多種多様な検査はどれも、診断の正確性を高め、治療法を選択し、予後を予測するのに役立つ。

しかし、率直にいって、精神疾患では身体医療の場合に比べて評価のこの部分が難しい。という

＊訳注：病理診断のために、生体の一部を切除すること

のも、大部分の精神疾患は明らかな身体的病理を伴わないからである。臨床検査に代わるものとなり、統合失調症の診断を決定づけるのは、前節で述べた統合失調症の特徴、とくに作為体験という現象の存在である。もちろんこの方法にはリスクがある。患者は、何らかの疾患の診断的特徴を装うかもしれない（虚偽性障害と呼ばれる）し、統合失調症の診断を満たさない程度の短い期間のみそういった特徴を呈するかもしれない。しかし、だからといって、そういった特徴の価値が落ちるということにはならない。統合失調症の症状があらゆる文化や人種においてほとんど同じであるという事実は、特筆すべきことである。人は違っても病気は同じなのである。

そうはいっても、臨床検査は有用である。脳画像が統合失調症の標準的検査になったとはまだいえないが、現在では、一部の統合失調症患者では脳に異常があるという明らかなエビデンスが存在する。このことは、たとえば脳室（複数の脳部位に囲まれた、液体で満たされた空間）の拡大――それは、これらの空間の周囲の脳組織が減少していることを示している――を明らかにすることによって証明できる。より低い位置にある脳部位、とくに海馬と呼ばれる構造の異常が鍵を握っているかもしれない。[6]「イメージング」と総称されるこれらの特別な手法によって明らかにすることができる、機能の変化もある。この手法を用いると脳の中で起こる幻聴の断片まで明らかにできるこ[18]

とから考えても、そう遠くない将来、患者が述べた症状を客観的なエビデンスによって裏づけることができるようになるかもしれない。

精神症状は身体症状の前兆となることもあり、そういった場合には従来型検査よりも鋭敏な検出器になる。たとえば、エコノモ病は、一九一七年に初めて記述された脳炎の一種であり、一九二〇年代に流行を迎え、その後ほとんど見られなくなった。急性期には疲労・極度のひきこもり（昏迷）の状態が混乱・興奮と交代で出現し、身体的検査でまったく異常が見つからないことがしばしばあった。急性症状の後、正常に戻ったかのように見える状態が長年続き、その後病気が進行し始めた。協調運動や姿勢に関係する脳部位の機能低下が起きる病気（パーキンソニズム）が、最初のエピソードから二十年以上たった後に出現したのである。これら二つの病相は異なった病気とみなされがちであったのだが、実際にはそれらは同じ疾患のプロセスの一部なのである。精神症状は病気の存在を知るうえで重要な手がかりになっているかもしれないのであり、そういった症状を無関係なものとして無視せず正確・詳細に記述するかどうかは医師しだいなのだ。

第三段階：症状の自然経過

病気の自然経過（すなわち、治療をしていなかった間の病気の経過の一部始終）を考慮することで、診断の感度を高めることができる。たとえば、今日では、非常に短い期間だけ統合失調症症状の（通常は）一部または（ときに）全部を呈する人がいることが明らかになっている。そういった病気は「統合失調症様」（必ずしも統合失調症ではないが、統合失調症のように見える、という意味）と呼ばれている。国際疾病分類第10版（ICD-10）で妄想型統合失調症と診断するためには、そういった症状が「一カ月以上の期間、ほとんどいつも明らかに存在している」必要がある。[19] さらに短い期間のみそういったエピソードを呈するものには、「急性多形性精神病性障害」のような他の診断がある。

もちろん、自然経過は、明らかなパターンを持たない間欠的・不規則なものである場合もある。しかし、そういった場合でも自然経過から重要な手がかりを得ることができる。急性間欠性ポルフィリン症という、まれだが重要な疾患があり、腹痛と混乱が起こる重篤な発作を症状とする。この病気は十八世紀の終わりに英国王ジョージ三世が呈した精神疾患の原因と考えられており[11]、これは現在では映画『The Madness of King George』*で有名になっている。ポルフィリン症の発作は、バルビツレートのような特定の薬によって起こることもある。反復不安のようなとてもありふれた病気でさえ、ポルフィリン症と関連していることがある[13]。

第四段階：原因を特定し、合理的な治療法を選択する

評価プロセスのこの段階までに、「疾患モデルハウス」は完成し、販売の準備があらかた整っている。病気の原因がわかれば、それは病気を理解するうえで願ってもない幸運となるのだが、大部分の精神疾患ではそうはいかない。器質性疾患の中には、コルサコフ精神病（アルコール中毒によって起こる認知症の一種）やアルツハイマー病のように原因が明らかなものもあるが、他の精神疾患については原因がわかっていないからである。しかし、これは疾患モデルを否定する理由にはな

＊訳注：日本で公開された際のタイトルは『英国万歳！』

らない。ジグソーパズルは未完成かもしれないが、重要な全体像が見えてくる可能性がある。遺伝学は多くの精神疾患の理解に役立つかもしれない。病気の原因における環境因と素因の相対的な重要性を明らかにするために、あらゆる疾患の遺伝研究が必要である。これらの要因は相互作用するため、一見明らかな環境因がありそうな疾患でも、遺伝的要因の影響を受けていることがある。こういったことが、統合失調症や躁うつ病（感情精神病）において示されてきた。一緒に、あるいは別々に育てられた一卵性（一つの細胞に由来する）双生児と二卵性（二つの異なった細胞に由来する）双生児で疾患を研究する、という遺伝学者の標準的手法によって、この二つの疾患では遺伝的素因が少なからず関与していることが明らかにされたのである。病気が遺伝性のものなら、一卵性双生児の場合、双生児の一方が発症した場合、双生児のもう一方がその病気を発症するリスクが高まる。一卵性双生児は、互いにまったく同じ遺伝子を持っている（すなわち専門用語では「クローンである」）から、これらの双生児における一致率の高さは、その疾患が遺伝的基盤を持っているということでしか説明できないのである。

疾患モデルのこれらすべての段階がクリアされたら、先の統合失調症の若年男性の例のように、それ以上の情報を要することなく治療を始められることが多い。しかし、これまでに見てきたように、この包括的方法によって解明できるのは私たちが出会う精神疾患のうちのほんの一部にすぎない。その他の多くの不完全な症例では、疾患モデルを用いる医師は経験的手法を採用する。医師は、自らが確認した疾患が慢性の自然経過をたどることを知っている場合、この疾患に対して最も効果的であることが知られている治療を行うし、その疾患がよい転帰をとることを知っている場合には何もしないかもしれない。疾患モデルの医師は、無作為化比較試験やそれに類する研究を行い、よりよい「科学的根拠に基づく医療（evidence-based medicine）」につながるような方法によって、どの治療法が最も効果的かを決定する。精神疾患の治療法は他の疾患とは異なった規則によって決定しなければならないなどという理由はないのである。臨床試験は「人をモルモット扱いする」――つまり、適切なインフォームドコンセントを得ず、実施している医師も本当にそれがその人にとって適切な治療法であると信じていないのに試験を行っている――という主張がなされており、精神医学において疾患モデルを用いることを是としない人たちにしばしば批判される。医師が患者をそういった研究に参加させるのは、「個々の患者に対する責任と社会全体への義務の間で板ばさみになっているから、あるいは、科学的根拠に基づく医療の支持者たちにたきつけられて、公益のために研究に参加せざるをえないという印象さえ持っているかもしれない[4]」からだ、と。

しかし、これはプロセスに対する批判であり、本質に対するものではない。この五十年間における医学の進歩は、喫煙が肺癌を起こすという実証[3]に始まって、その大部分が臨床試験を伴っているのであり、たとえこういった試験を悪とみなしたとしても、それらは必要悪であって他のもので代用することはできない。そもそも、本書の他のモデルで取り上げている治療法もすべて、多少なりとも積極的にこの手法を用いて検証されてきたのである。

この方法を用いると、試行錯誤で得られた知識に比べ、治療の有効性についての結論に格段に早く到達することができる。効果的な治療法を実証することは、疾患モデルの他の段階の一部を明らかにする糸口になる場合もある。たとえば、統合失調症の臨床症状を呈している患者の大部分は、単一ないし複数の抗精神病薬（非定型薬と定型薬がある）を用いた治療を行うと劇的に改善することや、これらの薬をやめたり元の量の半分に減らしたりすると再発するであろうことが知られている[10]。統合失調症の症状が鎮静化されていても、脳機能の他の面は変わっていないのである。疾患モデルでは、これは統合失調症における明らかな脳の異常を示すエビデンスであり、そういった異常は薬物療法によって治療される。その異常は完全には明らかになっていないが、それを治療する薬はどれも、生体アミンの一つであるドパミンの、脳の特定の部位（受容体）への効果をブロックす

ることで作用する。(2)

医学では、どのようにして効くのかがわかるよりもずっと前に有効性を示すエビデンスが得られた治療法は枚挙にいとまがない。こういった前例があるため、疾患モデルの精神科医は、経験的アプローチを支持することに対して不安を感じないはずである。だから、電気けいれん療法（ＥＣＴ）の使用をめぐって一部の人たちが展開している議論も、さして気にならない。なぜなら、精神疾患の一部、とくに精神病性うつ病（診断が重要である）では電気けいれん療法が著効し、強い自殺念慮のあるうつ病の人では命を救うことさえある、という臨床試験のエビデンスに満足しているからである。電気けいれん療法のようなやや変わった治療法が、どうして効くのかわからないまま使用されているという場合、それは科学者には解明すべき重要な問題であるが、その有効性が実証されているなら、治療者がそれを用いるのを禁止するべきではない。(5)

批判的な人たちは、疾患モデルは、それが守備範囲としている精神的状態をすべて一般に受け入れられている意味での疾患と決めつけている点で不当である、と反論するかもしれない。いずれうつ病や統合失調症のような状態において身体病変が見つかる、などという仮定を行うのはよくないというのである。病変が存在するという証明が治療的介入に先行するべきであり、前部前頭葉白質切截術*や薬物療法、電気けいれん療法などのような治療法ではとくにそうなのだ、と。

この批判には、経験的根拠に基づいて反論することができる。すなわち、どこが悪いのかについて確信できるまで治療を待つことになるとしたら、ほとんどの現行の治療はただちにやめなければならなくなるであろう。しかし、この批判は、精神医学における疾患と非疾患の境界線という問題を提起してもいる。この問題に答えるのは容易ではないものの、ある医学的状態を疾患と呼べるためには、その状態は生物学的に不利でなければならない、というスキャッディングの見解(17)を多くの人が受け入れている。言い換えると、その状態が、その個体に害をなすか、生殖能力を低下させるものでなければならない、ということである。

疾患モデルの境界線を設定する

上述の見解を疾患の基準とみなすと、いくつかの精神科的状態を除外することができ、正常と病気の境界線が定義される。他の病理を除外することでしか診断できない「ヒステリー」という状態は、正式な精神疾患には含められていない。精神力動の精神科医によると、「転換」と「解離」という古典的症状は、無意識のうちに動機づけられており、一般に「疾病利得」と呼ばれるような利益を患者にもたらすという。むろん、形式的な精神状態の診察では、無意識の動機――これは、診察者には意識的な気配がまったく見えない、ということを必然的に含意している――を評価することができない。しかし、それ以前に、ある症状が何らかの利益を生むという考えは疾患の概念に合わないのである。それゆえ診断としてのヒステリーは認められず、もはや診断用語に登場しなくなった。正常と病気の間に一見気づかれないような形で連続的に分布している精神障害はたくさんあるが、疾患モデルを用いるとそういった障害を適切に分類することができる。たとえば、知的ハンディキャップには、生きていくために必要な最も単純な課題も一人ではこなせないほど重度の知的な遅れを持つ人たちや、一人で生きていけるものの知的能力に限界があって単純な仕事にしかつけない人たちが含まれる。スキャッディングの基準によれば、後者は精神発達遅滞という疾患カテゴリーに入らないであろうが、前者は入ると考えられる。「知的ハンディキャップ」は知的機能について述べるための言葉として用いられるのがおそらく最適であり、「疾患」という言葉は、非常に重度の知的ハンディキャップがある人たちの大部分がそうであるように、脳に明らかな病理が存在

＊訳注：通称、ロボトミー

する場合に用いられるべきなのである。

疾患モデルに関連した実践へのアプローチは、他にもいくつかある。適切な診断と精神疾患の形式的分類を重視する、というのは、患者をグループ化し、共通の治療法を模索することを意味する。批判的な者は、患者を、一人ひとり違う、個別に対応すべき存在としてではなく、症例としてみなすやり方は乱暴である、としてこのアプローチを真っ向から非難する。疾患モデルの支持者らは、この非難は感情的でナンセンスだとして取り合わない。彼らは、どの患者の状態もあらゆる点で一人ひとり違っていると考えるなら、精神医学は、医学という学問ではなく、それぞれの患者から何らかのことを学ぶが、次の患者のときにはそれをすべて忘れてしまうという宝くじのようなものである、と主張する。精神疾患を構成している特徴の組み合わせは一人ひとり違っているものの、優れた分類法を用いた場合、一つのグループ内の別々の患者全員が共通の特徴を持つことになる。そして、その疾患に関するこれまでの知識から得られた多くの情報を用いることで、より論理的かつ効果的な治療体系を選択することが可能になるのである。ラターとグールド(15)が、より広い文脈での分類の有用性を説明する中で指摘しているように、私たちが分類しようとしているのは疾患であり、人ではない。

疾患モデルの重要な面として他に、患者は受動的に治療を施されるものとみなされていることがある。病気の発症や経過は本人の行動に影響を受けることが多いのだが、顕在発症時には、その人は第三者の介入を必要とする無力な患者になっている。肺炎にかかったとき、肺で急速に増殖する細菌に対抗する身体の防御力を強化するために抗生物質が必要になるのとちょうど同じように、精神科の患者には、正常な対処機構の代わりとなる同様の専門的治療が一時的に必要なのである。おそらくこういった機構は発症初期に作動したのだろうが、それが失敗に

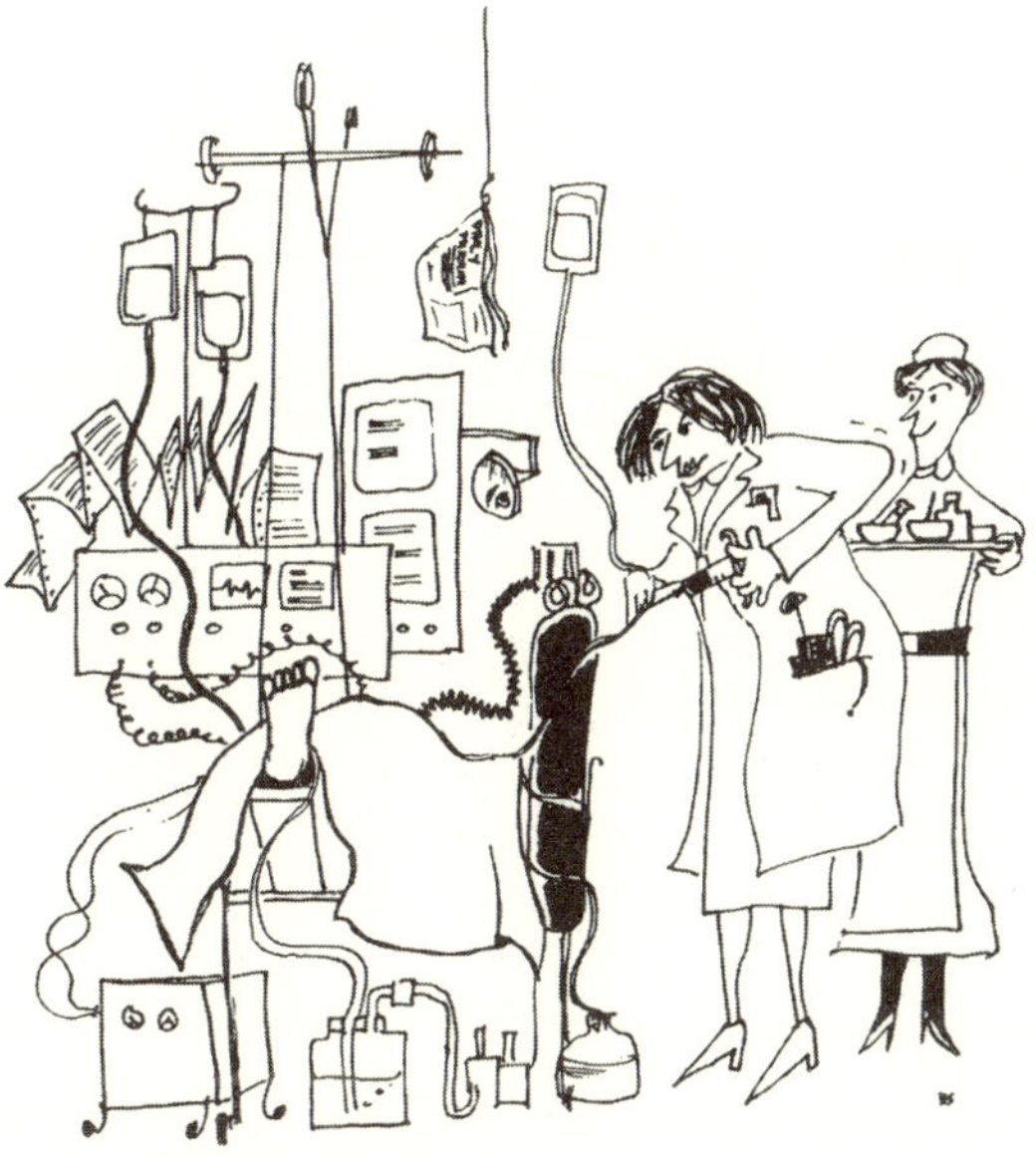

「患者は受動的に治療を施されるものとみなされている」

終わったのは明らかであり、そうでなければその患者は専門家の診察を求めてはいないであろう。したがって、道徳的な説教や励ましは、疾患モデルにしたがって行われる治療とは無縁である。脳が正常に機能していないのであり、治療の焦点はその病巣部分に向けられるべきなのだ。患者に対する思いやりや権利の尊重は優れた診察態度であり、良好な協力関係は処方薬へのアドヒアランス向上につながるが、そういったものは治療の本質的部分ではない。疾患を科学的に治療した第一人者であるポール・エールリヒの言葉を借りると、最善の治療とは、身体の健康な部分をいっさい傷つけずに病巣だけを根こそぎにする「魔法の弾丸」なのである。

患者自身が治療に参加する部分は比較的少ないわけだから、治療に反応しないからといって、抵抗などの精神力動的機制を示している（この見方は証明不可能なため、疾患モデルを用いている医師から疑問視されている）として患者に責任を負わせることはできない。だから、診断について合意が得られている患者が、通常ならその疾患に有効なはずの特定の治療に反応しない場合、それを患者のせいにするのではなく、より強力な治療法が選択されるか、その診断に疑問が呈されることになる。再びハンター医師の言葉を引用すると、「患者は、人格や知性を侮辱する形容語によって自らの特徴を述べられる。身体科の医師なら『できない』といってその理由を探そうとするところなのに、『しようとしない』という言葉で表現されることによって患者の苦痛が否定される。他のどの科でも、病気――そして治療の失敗――を患者のせいにはしない」。

疾患モデルにおける医師の態度

疾患モデルでは患者が従属的な役割を担うとしたら、当然医師は権威主義的な役割を果たすことになる。精神科医は専門家としてアドバイスを求められているので、彼はこの役割を受け入れ、それに相応しい行動をとる。偉そうにしているとか、見下したような態度をとっているという批判には、優れた医療は何世紀にもわたって権威主義的役割を伴ってきたのだ、と応じる。主治医には、自分たちを不安にさせるだけの偽りの対等を演出してもらうよりも、権威主義的であってほしいとほとんどの患者が思っているのだ、という主張もなされる。「私を信じなさい。私は医者なのだから」という言葉が、近年その重みを一部失ってしまっているとしたら、それは、あるいはあまりにも多くの医師が臨床場面で疾患モデルから離れていったからかもしれない。

医師の権威は、精神科チーム内の他のメンバーとの関係にも影響を及ぼす。そこには明確な階層が存在し、医師は看護師や心理士、ソーシャルワーカー、作業療法士などといった他の専門職より上位にある。これは、医師だけが精神状態も身体状態も診察し、しかるべき臨床上の責任を全うできるだけの医学・精神医学両方のトレーニングを受けているからである。疾患モデルの医師は、「専門家」なのかどうかよくわからない人たちばかりで構成され、民主主義的プロセスを主張し合っているような多職種精神科チームの中で働くことを好きにはなれないのだ。

精神疾患は、身体疾患によく似ていたり、その前兆になっていたりすることがしばしばあるため、医師が主たる決定権者やチームリーダーになるのは、正当かつ適切である。医師は、評価が終わると大なり小なり

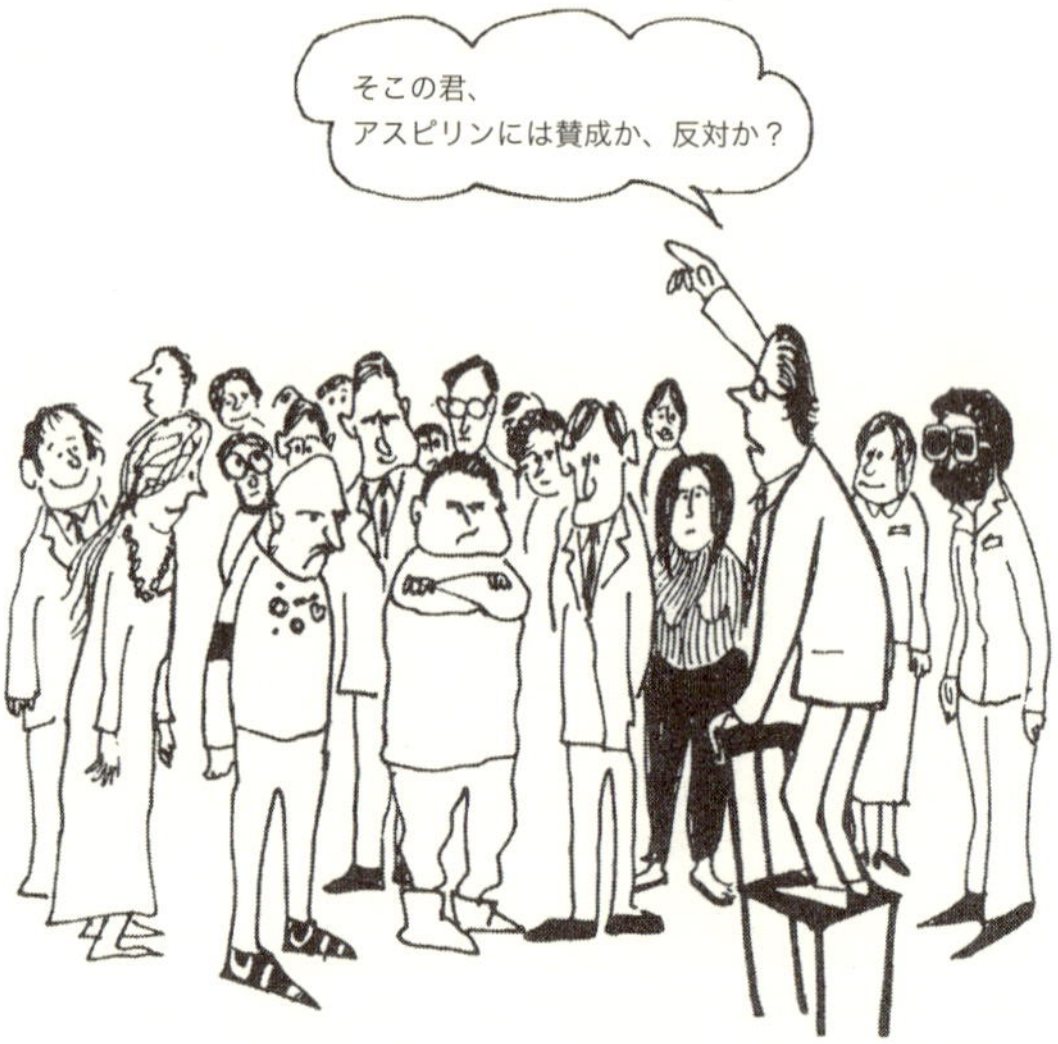

「『専門家』なのかどうかよくわからない人たちばかりで構成され、
民主主義的プロセスを主張し合っている」

責任を委譲することもあるが、患者に対する責任は常に負うことになる。

強制的な治療

疾患モデルは、時として必要になる強制入院や強制的治療を正当化することもできる。精神疾患の原因は脳機能の異常であり、脳は判断や洞察などといった意識の高次要素にかかわっているため、精神疾患ではこういった要素が障害されることが多いのではないかという予想が成り立つ。もしこの予想が正しく、かつ治療によって病気の進行が抑えられたり治ったりする可能性があるとしたら、たとえ患者の希望に反していようと、医師が患者の代わりとなって行動するのは適切なことである。救急処置を行う人が、プールから引き上げられた意識不明の患者に人工呼吸をする際に同意がいらないのと同じで、精神科医は、患者の判断に影響を及ぼし、異常な行動や思考を惹起して生命を脅かす精神疾患を治療する際には、必ずしも同意を得る必要はないのである。

異常という概念は、発症前の患者の機能レベルと、精神疾患の知識の両方から導かれる。たとえば、双極性障害のいわゆる躁病相では、病識が欠如していることが非常に多い。この病相では、患者は過活動となり、また、自分は周囲の人よりも優れていると思い込むことがしばしばある。自分は非常に優秀な医者である、銀行のような大きな組織を所有している、超自然的な力を持っている、などという誇大な観念や妄想を抱くこともある。こういった妄想に左右され、借金をして何十万円も使い込んだり、スーパーマンよろしく高層ビルから飛ぼうとしたりするといった行動が見られるようになれば、入院が不可欠であり、また外来には来なくなるかもしれない。強制入院の指示は、ある人が、健康を損ないそうな病気にかかっている場合や、他人に危害を加えそうな場合に、その人の自由を奪うことを許可するものである。それゆえ、治療を行うと患者は正常な状態に戻ることがその疾患に関するこれまでの経験からわかっていて、そのうえで本人の希望に反して治療を行う、というのは適切なことなのである。

こういった種類の異常に対する疾患モデルの見方は、社会的な意味での異常とはまったく異なっている。患者が反社会的な行動に及んでいる、という理由だけで強制入院を行うのではない。なるほど病気の中にはその一つの特徴として反社会的行動を呈するものもあるが、しかし、強制的治療を行うという決定は、行動だけでなく、病気であるという証拠に基づいてなされるのである。だから、精神科医は、攻撃的であるというだけで患者を病気とは判断しない。その人が反社会的行動に及んでいて、けれども病気ではないという場合、法的手続きによって対処されるべきである。したがって疾患モデルは、イギリス政府が最近提出した、重度の危険なパーソナリティ障害のような状態はそれだけで疾患とみなすことができる、という見解[7]は受け入れない。

精神医学における疾患モデルは、精神の病気に対するじっくり吟味された理論的なアプローチとして提示されている。それは科学的モデルなのであり、曖昧模糊とした思索ではなく検証可能な理論に依拠している。あらゆる科学の分野と同様に、最良の作業仮説が見つかるまで理論が繰り返し検証され、それでも新しい知識に照らし合わせてこの理論が不適切であると示されると、結果的にそれは捨てられるためだけに何度も検証されたことになる[14]。このモデルは、精神疾患にまつわる神話や神秘的雰囲気を取り除き、こういったものを、精神医学が医学の他の分野に歩み寄ることができるような、そしてそういった他分野が遂げてきた進歩を共有できるような、合理的なアプローチに取り替えるのである。

この説明を読んでいるのが医学生ならば、医師になるためのトレーニングを受けていない人たちに比べ、このアプローチをはるかによく理解できるだろう。患者の心の診察は、多くの部分で身体診察と似ている。もちろん大きな違いもある。主な違いは、下肢の骨折や胃の痛みがある人に対して行うのと同じ方法で心を身体的に診察することはできない、という点である。したがって、心が作り出す最も重要な産物の一部――主として、言葉という形で表現される思考――を分析することで、間接的に心を診察するのである。それに加えて、診察者は患者を観察し、異常な行動があれば書き留めるのだが、これは、身体疾患に関して患者を診察する医師なら、患者が訴える訴えないにかかわらず、皮膚の色素沈着、歩き方の異常、発疹などといった異常な身体的特徴を観察するのとまったく同じことである。主要な精神病理学的特徴を引き出す臨床的質問の組み合わせに、探偵のような鋭い観察が加わって、医師は診断に達することができる。このようにして得られた診断は、他の多くの患者にも共通して見られる状態を正確に描写しており、専門家の間での効率的なコミュニケーションを可能にするという大きなメリットを持っている。優れた診断は、原因を指摘し、主要な臨床特徴を伝え、推奨される治療や予想される予後を示すのである。

疾患モデルの弁明

疾患モデルの実践者は、患者の心に存在するいわゆる疾患を見つけ出そうとする際に、人間全体を診ることができていない、としてしばしば批判される。だが、この批判は次のように容易に退けることができる。すなわち、優れた内科医は、四十五歳の銀行支店長の高血圧を診断する際、その人を見失わない。医師は、血圧が高値であることを確認した後、この患者に提案を行う際、銀行支店長であるという点に注意しなければならない。仕事やライフスタイルについてのアドバイスは高血圧の管理の一部である。しかし、主たる診断プロセスはこれとは独立に行われなければならない。その高血圧は持続的な特徴であって単に一時的な現象ではないこと、治療すればすぐに取り除けるような原因は存在しない（つまり本態性高血圧である）こと、さらに、ある治療薬は他の薬に比べて処方しないほうがよいという特別な理由があるのか、といったことについて医師は確証を得なければならないのである。

こういった種類の決定はクリニカル（clinical）なものであり、疾患モデルを操る精神科医はこれとまったく同じ決定を行わなければならない。残念なことに、ここでのclinicalという形容詞は無作法な単語とみなされることが多い。*それは、精神科医が人間らしさを失い、疾患を持った物としてしか患者を見ていないことを暗に意味している。統合失調症が疑われる患者の評価を行う際、

＊訳注：「clinical」という形容詞には、「臨床的な」という意味に加え、「感情を伴わない、冷たい」という意味がある

その人の個性にことのほか注意を払うことに特別大きなメリットはない。もちろん、統合失調症患者は一人ひとり違っており、それは本態性高血圧の患者も同じことなのだが、患者の個人的特徴が疾患の検討を妨げることになってはいけないのである。統合失調症が疑われる患者を脳波検査や核磁気共鳴（ＮＭＲ）画像検査[*]に回す精神科医は、非人間的なことや冷淡なことをしているのではない。患者の心の奥底にある感情や、患者が自らの疾患にどのように反応しているかということに評価が終始した場合にはおそらく見落とされてしまう、患者の症状の重要な原因――治療可能な原因――を見つけようとしているだけなのだ。

　疾患モデルを批判する側は、統合失調症のような診断の場合には疾患モデルが適切なこともあるが、他の診断にはまるで適していない、と応じるかもしれない。だが、この批判も反駁される。不快なストレスの後に起こる不安症状に始まり、統合失調症や躁うつ病（感情精神病）のような主要な精神病に至るまでのほとんどすべての精神疾患は、生化学的・神経薬理学的な変化やホルモンの変化と関連することが入念な研究によって示されているのである。これらの変化は測定可能であり、疾患の病理を示していることが多い。したがってそれらの変化は広い意味で病気とみなすことができ、現段階での私たちの知識では脳の病変を見いだせないからといって、そういった病的な変化が存在しないということにはならない。実際、統合失調症は十九世紀から二十世紀への変わり目に疾患単位として確立されたが、当時は身体疾患との関連は知られていなかった。この疾患を持つ患者に器質的異常が見つかってきたのは、わずかここ十五年ほどの間＊＊のことなのである。

さて、どうやら私たちは、身体的アプローチは「生物学における進歩の最前線に対応して」おり、ここが精神医学の属する場所なのだ、というエリオット・スレーターの主張に戻ってこられたようだ。疾患モデルを用いていなかったなら、進行麻痺の原因は梅毒スピロヘータである、アルツハイマー型認知症は神経細胞の死を意味する脳内の特徴的な神経原線維変化に関連している、ハンチントン舞踏病は遺伝的に規定された疾患である、などといった発見は決してなかっただろう。近いうちにこのグループに加わりそうな医学的状態はまだまだあり、あらゆる精神疾患は医学的に認められている意味での疾患であることが早晩示されるだろう、と考えるのは荒唐無稽な発想ではない。そして、そのときこそ精神医学と医学は一つになるのである。

＊　訳注：ここではＭＲＩと同義

＊＊訳注：およそ一九七〇年代以降

第3章
精神力動モデル（Psychodynamic Model）

「種族の詩を作る方法は六十九通りあり
そのどれもが正しいのだ」

ラドヤード・キップリング、In the Neolithic Age

本章は、精神力動モデル――そういった一つのモデルの存在を仮定してよいとしても――には多くの誤解がある、ということを説明するところから始めるべきであろう。精神力動的手法は特定の臨床的思考法ととらえるほうが正しいのではないか、と示唆する向きもある。その結果、このモデルの支持者たちの間でさえ、精神力動的アプローチの本質的要素をめぐって多くの議論が巻き起こっている。このアプローチは、まったく異なった多くの理論や実践についての観念からなっているのである。

このモデルを批評する人たちの一部がいっていることとは反対に、広い意味で精神力動の領域に含まれてくる多種多様な実践が示しているのは、精神力動的な考え方はフロイトやユング、アドラー、そして彼らの弟子たちがその基礎となる思想を作り上げた十九世紀後半ないし二十世紀初頭から現在にかけて絶えず変化を続けており、形骸化してはいない、ということである。その後、精神力動的な考え方は、概念の洗練という点において、他の分野（とりわけ生物学と社会科学）との接点作りにおいて、そして新しいタイプの臨床実践において、多くの重要な進歩を遂げてきた。

そういった新しい発展の価値を否定しようとする純粋主義者が現在なお存在するのは事実である。たとえば、著者の一人は、生物学的モデル・社会モデル・精神力動モデル間の効果的な相互連係を図ろうという趣旨の学会に出席していたときに、会の終わりに有名なフランス人精神分析医が、「新しいことも興味深いことも、学ぶことは何ひとつなかった」「おおかた家族療法家（彼らのことを槍玉に挙げて）は、分析のトレーニングをどこかで間違えたにちがいない」などと激しく非難するのを聞いた。それでも私たちは、家族療法や集団療法、精神療法やカウンセリングの多くの側面、クリエイティブ・セラピー（芸術療法など）の大部分、さらには組織心理学やコンサルテーションにおける興味深い展開、といったものを力動精神療法という樹木の分枝とみなすのではないだろうか。

このように多様なものが存在する中、精神分析とはいったい何であるのか？　そして、精神分析家とは誰のことなのか？　精神分析は、モラヴィアの医師で神経学者でもあったジークムント・フロイト（一八五六－一九三九）の理論と同義であり、精神力動理論に関連している。これは、荒っぽくいえばダーウィニズムが生物学に関連しているのと同様である。それは唯一の完全なストーリーではなく、それゆえ議論がないというわけにもいかず、むしろ、いくつかの基本的理念の一つなのである。会話によって治療を行う精神療法家は、行動療法家（認知行動療法家を含む）と力動精神療法家に分けられることが多く、後者は一般精神力動モデルの支持者と考えられるが、その中にもいくつかの異なった観念や手法があることが知られている。

力動精神療法家は精神分析の理論を用いるが、その大部分は必ずしも訓練を受けた分析家ではない。精神分析の訓練を受けた精神療法家のうち、古典的な精神分析――患者は被分析者用ベッドに横になった状態で話し、精神分析家がほとんどの時間それを聞いている、という形式のもの――を行う者は、さらに一部にすぎない。大部分の精神分析的精神療法はトレーニング目的で（すなわち、他の力動精神療法家に対するトレーニングとして）行われるが、そうはいってもトレーニングを受ける者からする

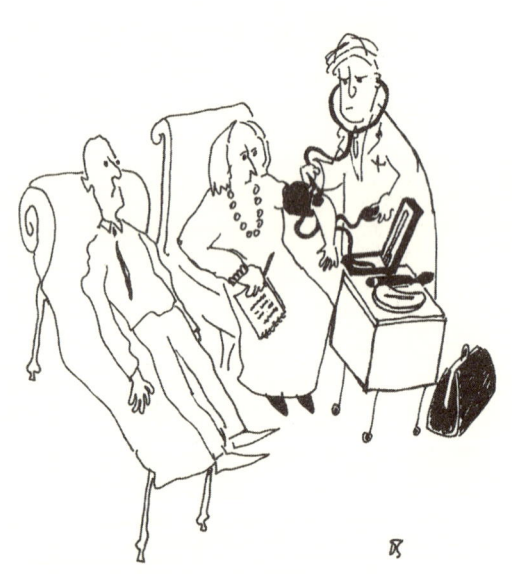

「精神分析は数年にわたって毎日行われることもある」

と「治療を受けている」という気持ちになりやすく、紛らわしい概念である。われわれはトレーニングと治療は別物であると考えている。力動精神療法は、数週間ないし数カ月の間、週一回の割合で行われることが多いのに対し、精神分析は数年にわたって毎日行われることもある。両者の中間的なものも存在し、実際には行われる期間や頻度はさまざまである。

導入としてもう一つ、力動精神療法の特徴であるスーパーヴィジョンという概念を取り上げたい。標準的な内科・外科の家庭医は、初仕事の初日、ポケベルで呼び出されて糊のきいた白衣にあわてて腕をつっこみながら現場に到着したときには、もう何もかも理解していることになっている。そして一週間ほどたった病棟回診の際、この医師は医局長からその生存患者について儀礼的な質問を受ける。しかし、まっとうな力動精神療法を行っている専門家は、その先何年にもわたってスーパーヴィジョンを受けるために自らの仕事を力動精神療法家のもとに持っていくことになっている。そこでは、毎回のセッションの中で、患者や患者の問題、仕事の進展、そして治療者自身についてよりよく理解するための手がかりが得られることを期待して、患者と治療者が発したあらゆる言葉、それにあらゆる非言語的行動（遅刻、あくび、沈黙の時間など）が徹底的に吟味されるのである。

真実なのか？　効果はあるのか？

精神力動的な考え方の中には多くの真実が存在するが、それは全部丸ごと真実というわけではない。精神力動は、その中に多くの異なったものを含んでいるため、その有効性を「証明」しようという試みを何度も何度もはねつけているのもまた事実であり、何をもって進歩とするかという客観的な基準を定義するのが困難である。一方では、患者の言動や自らの主観的な反応に注意を払っている臨床家は、精神力動的な物事の見方の中に魅力的な表面的妥当性を見いだすであろう。また一方では、困っている人たちが発する表面的な言葉の背後にある意味や感情に注意を払うことに時間を費やす、というのは、ある著名な実践的治療者の言葉を借りると、「他者に対する、非常に洗練された思いやりのある診療行為」(39)でもある。しかし、さらに一方では力動精神療法は時間を食うものであり、そのため費用がかさみ、また、自由で気軽なあまりにゆるいやり方で万人に勧められていて、たとえば薬物療法や行動療法で治療するほうがよさそうな人にまで勧められている。しかし、そうだとしても、この治療法はゴミであるとして無下に却下するのは滑稽なことである（面白いことに、そういった行為が示しているのは、汚物や塵、クズ、その他の捨ててしまうのに越したことのない不要な物、などという観念をオブラートに包むメタファーを怒りにまかせて用いているということであり、それは、とりもなおさず、力動精神療法家が扱う種類の、現実の感情と使い勝手のよい抽象観念が組み合わさったものなのだ）。

根本原理

次に示すのは、力動精神療法家がどのように考えているのかということについての基本的前提、すなわち根本原理である。

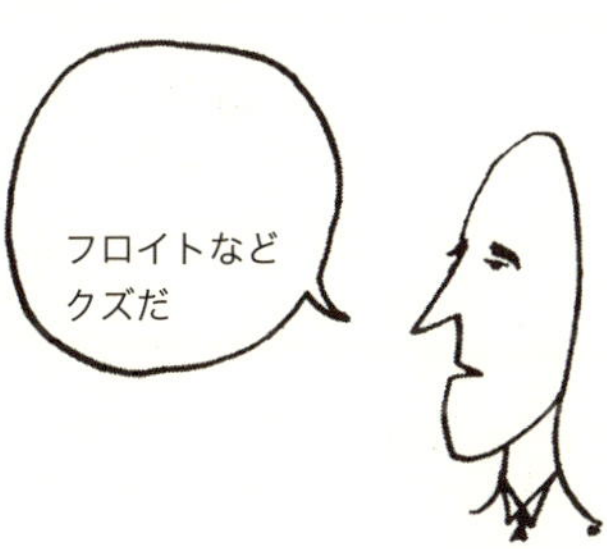

精神力動の根本原理

原理1：焦点は感じ方のパターンである
原理2：私たちは、自分自身に影響を及ぼしている多くの感情に気づいていない
原理3：無意識の感情を引き出すには、専門的に構造化されたアプローチが必要である
原理4：重要な感情は、治療者に対する感情的反応として表れる（転移）
原理5：それと同じくらい重要なのは、患者に対する治療者の反応である（逆転移）
原理6：治療契約が善悪の判断に関して中立的であるように見えるのは、客観的姿勢を保ち価値判断を下さないように、という治療者の努力を表している
原理7：厄介な感情、矛盾、不合理性は、人間にとって普遍的な、バランスを保とうとする心理・行動の一部であり、情緒障害の基礎にあるのはアンバランスである
原理8：力の平行四辺形、あるいは最終共通経路という神経生理学的概念に見られるように、複雑な（ゆえに動的な）感情と「最終共通結果」との間には絶え間ない相互作用が存在する
原理9：あらゆる種類の関係（アーティストと聴衆、医師と患者、など）において無意識のプロセスが重要な役割を果たしており、双方とも、その中で起きていることの理由を必ずしもわかっていない
原理10：無意識の感情は、その重要な部分が象徴の中に表れており、言葉がそういった象徴の例である

原理1

患者の感情がどのようにしてよくない思考や行動につながっているのか、ということは、治療者にとっての関心事であり、臨床業務の中で扱うべき問題でもある。

原理2

治療者も患者も、このような感情のパターンがどのようなものか、すぐにはわからない。なぜならそういった感情のパターンは、価値を置いているもの、嫌いなもの、部分的にしか理解できていないもの、非常にとらえづらくてとうてい言語化できないもの、などが複雑に混じり合ったものだからである。そしてこういったものを言語化した場合、その言葉は、知的な意味においてだけでなく、背後にある感情という点からも適当ではないように思われるのである。さらに、思考と感情のいずれにも矛盾が生じているかもしれない。すなわち、患者は、特定の人や物事、状況に対して、好きと嫌いの感情を同時に抱いたり、愛と恐れを同時に感じたりするかもしれず、そういった気持ちを少しでもうまく伝えようとするなら、実に熟練の詩人や小説家の技術が必要になるであろう

（原理10を参照）。患者が認識している内容、とっている態度は、感情という氷山の一角なのである。感情の大部分は、ほとんど、あるいはまったく意識されていないのだが、それにもかかわらず影響力を持っている。

無意識という観念は、気づかれない感情という概念の基礎になるものであり、精神力動モデルの基礎にもなっている。無意識について議論するとき、どうしても誤解を招くような類推へと進んでいきやすい。十九世紀、物理学や工学がその全盛期であったフロイトの時代には、言葉で説明できないものに対するモデルは地質学や水力学によって作られがちであった。たとえば、内部からの圧力、強力な力による抑制、バルブによる進路変更、溶岩の如き漏出、

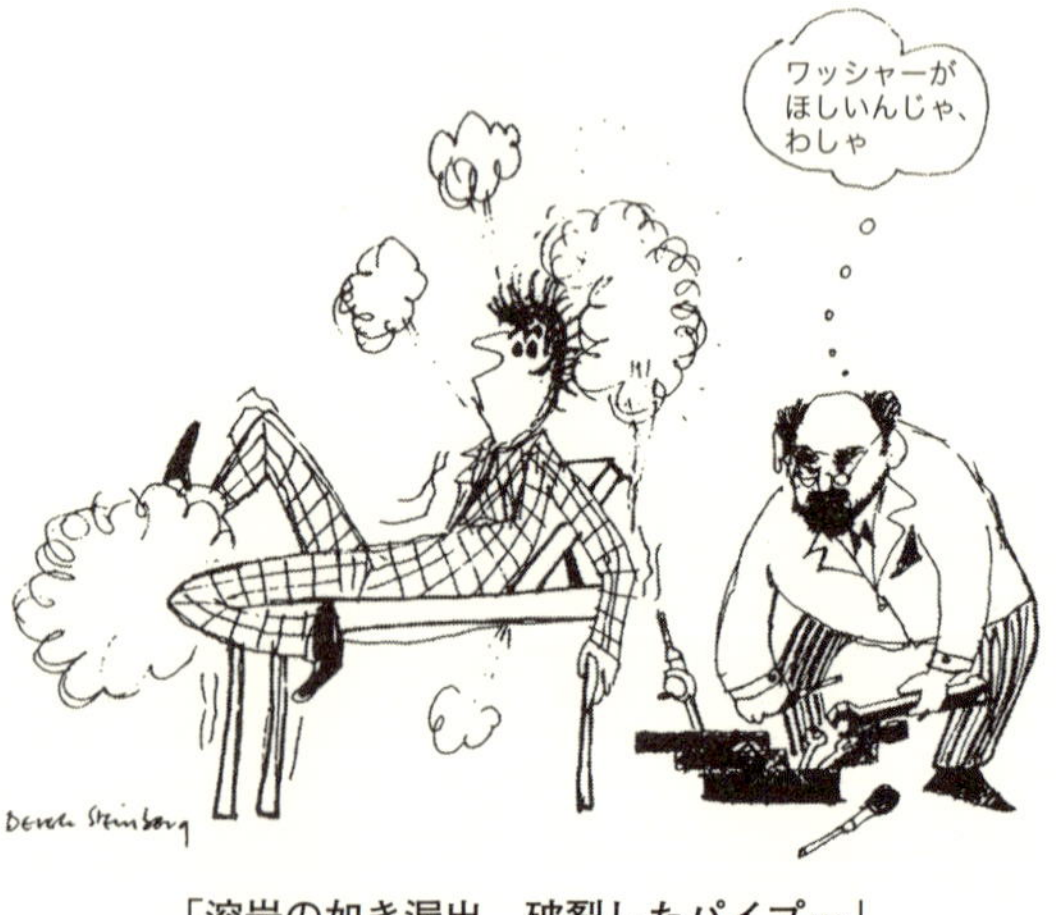

「溶岩の如き漏出、破裂したパイプ…」

破裂したパイプ、などが当時流行していたメタファーであった。

もっと前には、説明のつかないものを説明するために、悪魔や天使などという天上の世界や地下の世界の住人たちが持ちだされた。最近では、精神についてのモデルは電子回路へと向かってきた。そして現在は量子物理学やカオス理論へと移行しているところである。そんな具合だから、未来の概念モデルについて私たちがあれこれ想像をめぐらすのも無理はない。誤解を招くようなモデルの例に、水力学に由来する、ストレスの「圧力鍋」モデルがある。このモデルにしたがうなら、不快な感情は何とかして「解放」されなければならない内部の力であると解釈されるかもしれない。実際には、そのような概念が治療に役立つかどうかははっきりしていない。

より単純な「無意識」の観念——これは大部分の精神力動的な考え方・治療法に合致した観念である——は、意識しており観察可能な言語的・非言語的シグナル（言葉と細かな社会的行動）と、内的な感情やイメージとを結んでいる。私たちは、何らかの単純な刺激や複雑な刺激（ある言葉やイメージ、初めて見る人に対する知覚など）が提示されると、予期しない方向へと進み得る一連の思考を追うことができる。それは、楽しいイメージや不快なイメージとそれらのイメージに関連した感情に「火をつける」ことによって、予期しない結びつき（適切なものもあれば不適切なものもある）を生む場合もあれば、ぼんやりと空想にふけっていた人に対して、忘れていた緊急の用事を思い出させてハッとさせる場合もあるだろう。たとえば電話をかける約束を突然思い出すかもしれない。こんなふうに「自由連想」（この用語と技法は、スイス人精神科医・精神分析医のＣ・Ｇ・ユングが生み出したものである）をしているときに起こってくるような種類の言葉の結びつきが、脳神経系やシナプス結合における何らかの神経生理学的・神経化学的基盤を有していたとしてもおかしくはない。そのような結びつきには、まったくランダムなものから、多少とも習慣的なもの、解剖学的構造や進化によって素因を与えられているもの、それに私たちの精神生活において目下重要になっている事柄が誘発するものまで、幅広い種類の結びつきがあったとしてもやはりおかしくはない。夢や空想についても同じことがいえるかもしれない。無数のそういった結合が、脳活動や覚度*の一部として、ひっきりなしに作られ、互いに結びつけられ、そして壊されており、これは、最も些細な刺激（いま、椅子の上に乗っているあなたの尻の感覚）から、より強い意味を帯びた刺激（ドアがノックされる、小説のアイディアが浮かぶ、など）へと及ぶ内外からの刺激によって促進されている、というのも十分にあり得ることである。忙しい脳――あるいは、高名な神経生理学者チャールズ・シェリントンが「何百万ものきらめく引き出しを備えた神秘的な入れ物」と呼んだもの――にはこなすべき仕事がたくさんあり、交感神経系や副交感神経系、内分泌系を皮質の活動に合わせるように調和させる中で、特定の状況（リラックス状態、夢の中、精神分析中など）を除いてアクセスできない大部分のものと、それに向けて「精神を集中」すれば容易に思い出せる一部のものとを整理して保存しているのであろう。これは、「内部の圧力」や「奇妙な生命体（『コンプレックス〈complexes〉』）が泳いでいたり潜んでいたりすることを連想させるような陰気で暗い海」などといった観念よりも妥当なモデルかもしれない。

どのようなモデルが好まれようと、すべてを統合する観念は、私たちの意識の外では多くの重要な精神活動が間断なく続いており、同時にそれが私たちの意識に影響を及ぼしている、というものである。「意識されていない心」という観念に異論を唱える人たちは、まさにその観念が非論理的である――意識していないものは心の一部ではあり得ない――としている。「意識していない思考」というのは、あるいは撞着語法的な概念である（思考のうちのアクセスできる要素は明らかに意識的なプロセスであるわけだから）という点では彼らの指摘にも一理あるかもしれない。しかし、私

＊訳注：生体の状態によって決められる、特定の情報に対する注意の状態

たちの考えや感情が、内的な精神生理学的プロセスに影響され、駆り立てられさえする、という見解に本質的な誤りはないのである。

原理3

こういったことを伝えようとするのは時間がかかるし、心の精査を要する。患者が自らのさまざまな思考や猜疑心、相反する感情に気づき、それらを、他人に対してはもちろん、自分自身に対して認められるようになるほどの安心感を持つことができる信頼関係も必要である。これらには、身内・友人・他人への性的衝動や激しい怒り、自らの能力に対する自信のなさ、果てしない野望、あるいは他のそういった恥ずかしい考えや躁的な考えなどが含まれるかもしれない。これはなかなか時間がかかるものであり、扱いにくく気まずいものであったり、ある意味無節操であったり（すなわち、混乱していたり、無秩序であったり、潜在意識が顕わになっていたり）する可能性があるため、明確に取り決めがなされた枠組みの中で最も効力を発揮する。したがって、セッションの中でどんなことが起ころうと（あるいは起こらなかろうと）、セッションはきまった期間、明確にされた一定の時間と場所の中で行われる。時間と場所を規定することで、きわめて危険な事柄を掘り下げることのできる安全な構造が与えられるのである。たとえば、他のタイプの臨床家なら、よく思っている患者には長時間の面接予約を頻繁に入れ、そうでない患者には短時間の面接予約をたまに入れる程度にするかもしれない。精神療法家には、何があろうと時間や場所を一定に保ち続ける技術的理由がある。（たとえば、自分にそこそこ自信があるような感じの人が、面接の中で治療者に軽く批判された後、次の回の予約に少し遅刻してしまったら、「先生はもう自分のことを好きではないのではないか」と心配するかもしれない。しかし、こういったことがあっても、それは精神療法家の技術の範囲内で対処されるのである）。

原理４

この例は、最も重要かつ根本的な前提を示している。つまり、一般に人を悩ませる思考や感情は化学におけるフリーラジカルに少し似ている——すなわち、人は自分自身を他人に結合させる傾向がある——ということである。もっと正確にいうと、他人の像を歪ませることで、その人との関係性に影響を及ぼしてしまう傾向があるのだ。たとえばあなたの患者が、妄想的になるような理由を心の中に持っているとしたらどうだろう。この妄想症（ここでは、多くの複雑で微妙な感情を表す混成語として用いられている）は、親との関係の中で生じ、成長の過程で思考のレパートリーの一部になり、妻との関係に影響を及ぼし、職場の対人関係の妨げとなり、いまや（あなたが優しくて親切な治療者でいられた、治療の蜜月期間は終わって）あなたに向けられているかもしれない。これが転移の本質であり、「分析家に恋をする」という通俗的な観念などではとても済まされない。治療者を殺したいという願望が現れることのほうが多く、そのほうが患者にとって好都合なのだ。この、昔の関係の直接的な再現こそ、治療者が扱うものなのである。どちらが「本当の」感情なのか。ここでの特徴は、いずれも本当の相反する感情が存在しうるということであり、これはアンビヴァレンス（両価性）として定式化されている。

原理5

そんな感情が治療場面に存在していることを知る、というのは治療者にとってどういうことであろうか。とくに治療の早い段階では患者は治療者に言わないことも考えられるし、後になって打ち明ける場合もあるし、まったく言わないこともある。経験を積んだ治療者は、患者に対する自分自身の感情に細心の注意を払っている。力動精神療法家が精神力動的洞察を授けるトレーニングを受けるうえで最も重要な点は、自らのそういった感情ができる限り客観的に吟味されるということである。哲学者で精神科医であったアンリ・エーは、この重要な概念（主観的感情の客観的観察）に哲学的・臨床的な地位を与えた。[14] 知的洞察だけでは不十分であるということを認識するのは重要である。長時間話を聞いてきた治療者に対して患者がそのうち向けてくる、強力で変わりやすい混乱した感情は、治療者の気力を萎えさせ、うんざりさせ、怒りの感情を起こさせ得るものである。この重要な現象は投影と呼ばれており、そのプロセスによって起こった感情は逆転移と呼ばれる。患者に触発されて自らの中に起こってきたそういった感情にうまく対処できなければ、治療者はその患者を診察室から追い出してしまいたいと思うかもしれないし、本当にそのような行動に出るかもしれない。あるいは、もっとよくあることとして、より些細な個人的感情を取り上げてそれに反応するかもしれない。これはたとえば、患者があまりに絶望しているために、「この患者を助けることはできないし助ける価値もない、それどころか自分もあまり役に立っていない」などと感じさせられているのかもしれない、といったようなことである。

こういったことはすべて真実かもしれない。しかし少なくとも理論的には、精神力動モデルを用いるうえで役立つトレーニングは、トレーニングを受ける人が心のままに反応するのを助けることを目的としているのであり、苦しすぎる努力を強いたり、あまりに早い段階であきらめさせたりすることを目的としているのではない。精神力動モデルが用いられている他の例としては、医学になじみのある表現を使用するなら、患者の「依存」に関するものがある。医者の伝統的な社会的・文化的立場の一部として組み込まれているのが、病気や痛み、死または死の恐怖に直面したときには魔法の力を持った強い存在が必要である、という説得力のある観念である。誰かが誰かに対して援助を行う必要があるというのは、ある人に対して医師という職業の選択に影響を及ぼす可能性があるわけだが、それとまったく同様に、他の人に対して患者という役割の選択に影響を及ぼすかもしれない。依存の感情とそれに対する保護の感情は、臨床場面での関係性において役に立たない形で現れ、その結果、世話を焼いてほしいという患者の無意識の欲求が、他人の世話を焼きたいという医者の無意識の欲求にぴったり合ってしまう場合がある。そして患者は慢性化し、クリニックへの負荷はますます大きくなってしまうのである。

互いの関係を治療に好ましい適切な状態に維持していくことができるよう、医者と患者はその関係性の感情的側面を理解している、というのが理想的な状態であろう。これは、D・W・ウィニコットの言葉を借りると「ほどよい（good enough）」ということであるが、この言葉は、過保護と

ネグレクトのちょうど中間でバランスをとっている親のことを指して用いられることが多い。(40・41)

原理6

精神力動的な考え方の倫理的中立性は、しばしば誤解を招いてきた。たとえば、ケアを必要としている患者とそれを与えたいと思っている医者に関する上述の説明は、よいとか悪いとかをいっているのではなく、人間の行動様式について述べているにすぎない。依存的な患者が「悪く」ないのは、熱心な医師が「よく」ないのと同じなのだ。精神分析家は価値判断を下すまいと強く思っている。これは、倫理性が低下しているからではなく、治療者と患者（あるいは被分析者）の感情を科学的に観察しようと努めているからである。精神分析家が患者のやっていること（たとえば、盗みや酒の飲みすぎ）を非とするのなら、この分析家は、警察官としてではなく治療者として有益な形で対応し、導く方法を見いださなければならない。このことはしかし、患者の悪意を第三者に警告することが必要な場合に治療者の国民としての責務を免除することにはならないのであり、それはアメリカ合衆国の最近の判例法が示しているとおりである。

原理7

さらに、こうしたことを述べることで私たちがお伝えしようとしているのは、われわれのような分別のある人とはまるで違って「この世には」おそろしく依存的な患者や過保護な臨床家がいるのだ、などということではなく、誰しもそういった感情を抱く傾向を持っているというだけのことである、とお察しだとしたら、あなたは精神力動モデルについてずいぶんおわかりであるといえる。精神力動モデルが示唆しているのは、ある方向（依存、妄想、悲しみなど）、また別の方向（自立、信頼、多幸など）に向かいやすい傾向は、私たち人間の心理を構成している要素であり、異なったときに異なった状況や関係で接している異なった人しだいでそのバランスが変わってくる、ということである。それゆえ私たちは、ピーター・シンプルが「デイリー・テレグラフ」誌の中で描いた登場人物ドクター・キオスクの「われわれ全員に責任がある」という宣言に対して、同意はともかく、理解を示すことができる。現実の状況とは無関係に特定の気分が顕著に持続し、その気分が苦痛や不利益をもたらすものである場合、それは「ノイローゼ」（神経症とも呼ばれる）とみなされるようになり、何かしらの力動精神療法の適応となるかもしれない。

ここまでの話をまとめると、物事は見かけどおりとは限らないというのが精神力動モデルの本質である、ということになるであろう。「よい」人は、（初めのうちは）妄想的な感情にあくせくと対処していて、よい人であろうとすることに「投資」しているのかもしれないし、「幸せな」人は悲しみを上手に処理しているのかもしれない。バランスをとろうとするこういった行動は、人間が正常に機能するために不可欠であり、代償できなくなると神経症的になったり不穏を呈したりするのかもしれない。

原理8

心の奥底で絶え間なく起こっているこういった活動を考慮に入れるなら、私たちは、そのプロセスは動的なものであるという概念に立ち返ることになる。水は、流入分、流出分、蒸発の三者のバランスによって一定の高さに保たれているのかもしれない。精神活動には恒常性と周期性があるのだが、私たちの気分やパーソナリティを構成している心の奥のイメージや感情、気持ちには、外部から知覚されたもの（心を苦しめるもの、「ありふれた」もの、心の健康によいもの）が絶えず流入しており、さらに、地下の流れや変動する地下水面による供給がいつも存在するのは明らかである。おっと、またメタファーになってしまった。

そうはいっても、こういったプロセスはまったくランダムに起こっているのではない。発達・成熟を続けている脳は自らを調整しており、そのため脳はある程度まで「聞きたいことだけを聞く」ことができ、さらに、既存の考えや感情に合いそうなものと面倒を起こしそうなものとの間でバランスを保つことによって物事を処理している。防衛機制といわれる、そのような防衛的で適応的なプロセスは、古典的なフロイト理論の一部であったが、フロイトの娘アンナがさらに発展させた(15)。その一例に合理化がある。先に、お互いにすっかり飽き飽きし、ほとほとうんざりしてきた医師と患者の状況について描写した。そういった場合でさえ、最後の予約を交わして他の誰かに再び紹介するという儀礼的行為を想像できるだけでなく、こういった現実的な行動はどれも建設的で賢明で洗練されているのだ、という双方の内的感情を想像することも可能である。つまり、なんてよいお医者さん（患者さん）なんだ、このクリニックは実にすばらしい、私たちは皆なんて分別があるんだ、といった具合である。そしてここにもう一つのねじれがある。すなわち、再び紹介することが必要かもしれないし、感情的な「バックグラウンドノイズ」も本当のものかもしれないのである。

一方では絶えず変化しながら揺れ動いている感情が存在し、他方では合理的な意思決定が行われているのだ。

他にも否認という防衛機制があり、これは、あることが非常に明白であるにもかかわらず、そうではないと主張することである（「僕は腹ペコじゃない！」）。抑圧という防衛機制もあり、これは心理的恒常性を脅かすものをかたくなに意識の外に追いやるというものである。投影についてはすでに述べた。反動形成は非常によい例であり、これは、（その人にとって、または社会にとって、あるいは通常はその両者にとって）タブーとなっている禁じられた衝動が、容認される範囲内の表現へと変換される、というものである。短気な料理長（あるいは医師）が、カッカしているにもかかわらず、極端に細やかに気をつかっているケースなどがそうである。ここでは最終共通経路という神経生理学的概念が有用である（これは、幾層にも重なった複雑な系の末端部に位置する共通の神経経路のことである）。感情や感じ方の多彩なねじれや展開、相互作用は、善かれ悪しかれ特定の思考・行動様式に行き着くのであり、これはそのときの局所的な社会環境によって誘発されることもある。

原理9

上述のものをはじめとする非常に複雑なプロセスは、恒常性を維持する内面の活動（これは、対処の困難な苦痛から守るように作用する傾向がある）においてのみならず、外部の社会的状況においても起こっている。たとえば先ほどの例で、友好的に離れていくという治療者と患者の選択は、非常に正しいものかもしれない。この局面では、他の筋書きとして、(1)「逆転移」について理解し、それを乗り越えて治療に取り組むことを決心する、あるいは(2)何が起きているのかを十分理解していないため、その状況に適切に対処できず、患者との破壊的なバトルに突入してしまう、というものがあり得た。ゆえに、個人の内部の精神的深みという側面に、相互作用の中に潜む精神的深みを加えるべきである。一方の精神的深みが、相手のそれと交わって作用し合うのだから。

〔練習：長居している客がアームチェアにもたれながら、「もうおいとましなければ」と言う。もてなしている女性がパッと立ち上がり、「もうですか？　残念ですわ！」と返す。……この社会的相互作用に見られる、感情の重層的構造について考えてみてほしい〕

芸術について考えてみると、何世紀も前からアーティストや作曲家が作品の中で表現してきたものを検討することは非常に興味深い。それは今なお観る人、聴く人に何かを伝えているのだが、作り手も鑑賞する人も必ずしも言葉にはできないものである。この話を出したのは、気分転換にというだけではなく、精神力動的思考は、診療場面での適用にとどまらず、人間の営み全体に当てはまり、とくに芸術にはしっくりくるものと考えられる、ということを思い出していただきたかったからである。

原理10

心の中の、あいまいで、矛盾をはらみ、不完全にしか知覚されない思考をとらえ、それを他者に伝えるためには、クリエイティブな能力が必要であるということをすでに述べた。人間には並外れた創造力があり、その無類の言語能力は、一つには、イメージや感情の何らかの部分を音や象徴に変換して他者に伝える、という能力に関係している。精神症状の中にはこういった象徴化や非言語的表現の能力が現れているものがある（116～117ページ参照）。

精神力動的な考え方の基本原理に関する以上の十項目の中では、臨床場面だけでなく、普段の生活場面からの類推が用いられている。すでに述べたように、力動心理学は、精神生活、正常、異常、境界域を含めた一切合切について多くのことを語っている。しかし、力動精神療法の本質は、個人の内部に存在し、他者との関係の中に反映される、苦痛や障害の原因となっているプロセスを認識し、それらを変えようと努めることである。その方法については本書の目的や扱う範囲を超えている。だが、ひるむことなく三つの文で力動精神療法のエッセンスをまとめてみたい。まず、患者が、自分には会話に基づいた治療によって修正され得る問題がある、という点について合理的レベル、知的レベル、認知レベルで認めていること。これは、感情的に負荷のかかる治療関係へとしだいに変化していき、その中で自分自身や治療者への感情や態度が明らかにされ、吟味され、そして、持ち続ける価値のあるものと、手放すに越したことはないものとに分類されていくのだが、これらは、鮮烈な、現実の、直接的に起こってくるものであり、仮想のものでも想起によるものでもない（ゆえに治療者は「今、ここで〈here and now〉」という言葉をよく用いる）。それによって万事うまく運べば患者は治療関係の中で別人になることができるのだが、力動精神療法が「効く」か否かという問題は、その患者が治療場面の外でも別人であり続けることができるかどうかにすべてかかっている。

力動精神療法の要点

- 患者は、たとえ感情的には変化を望んでいないとしても、知的レベルでは治療者と話すことで変化を期待している
- やがて起こってくる「感情についての感じ方」は、特段有用なものではない。治療のうえで重要な感情は、治療者-患者関係の中で起こってくる現実の感情である
- よい方向への変化が、この「今、ここで」の関係の中で起こるとしたら、それは患者が未来の関係にも持っていけるようなものであるかもしれない

さまざまな精神力動モデル

力動心理学のエッセンスは、多種多様な臨床の理論・実践にはじまって科学や宗教、芸術にまで及ぶ、非常に豊富な文献や多くの思想の中にみることができる。本書が意図するところは、この領

域の多様性や幅、深みについて、その触りだけをお伝えするというものであるから、さまざまな思想を少しずつ紹介する。

フロイト

ジークムント・フロイトの理論の中では、きわめて重要な快–不快原則に注目したい。この原則によって人間は、気持ちよく楽しいものへとひきつけられ、快楽が小さく苦痛が大きいものからは遠ざかる。これは、アメーバ（人間同様、満足させてくれるもの〈餌など〉の方向に伸びていき、嫌なもの〈毒など〉から離れていこうとする単細胞生物）を連想させる。生命が誕生後に初めて表現するのは刺激に対する過敏性である、といわれることもある。[11]このことはまた、フロイトは何よりも生物学的な考え方を大切にしており、未来の神経生理学によって自説が支持されることになると信じていた、[35]ということを思い出させる。

フロイト理論の中で最も有名なものはおそらく、精神生活を自我（ego）、超自我（superego）、イド（id）に分けたことではないだろうか。イドから見ていくことにしよう。これは、英語に訳すと「it（それ）」[*]であるが、快–不快連続体上の快楽のほうへと動いていくという以外には、何ら指導者を持たない、原始的な本能や衝動のかたまりである。この動きを通じて、「it」は外部の現実について何らかのことを学ぶようになり、そうなるとイドの一部は自己へと分化を始め、最終的に自己意識を持つ自己、すなわち自我が形成される。この現実の中の重要な要素は、他者によって作られた社会的現実、すなわち家族や地域共同体、文化における期待、規則、タブーなのであり、自我はそういったものの中で発達し、それらと折り合いをつけなければならない。発達途上の個体がこのように「ルール」を身につけていくことで超自我ができあがる。超自我は大雑把にいうと良心に当たる。超自我は、取り入れというプロセスによって、親または親のような存在と同一化することで、一部は無意識に、また一部は複雑な感情を伴いながら（またしてもアンビヴァレンスである）、おおむねルールを身につけていく。結果としてイドの欲求、超自我の指示、自我の願望の間に少なからずバトルが起こり、それらの精神力動的な相互作用によって一応の恒常性が得られている、ということは想像に難くない。この恒常性の獲得に失敗すると、個体ないし共同体が苦しむことになるかもしれない。

＊訳注：英語では「赤ん坊」を指すときにも it を用いることが多い

フロイトによると、男児が立ち向かわねばならない根源的課題は、その男児が初めて愛する対象である母に対して、他の男性、それも実に大きくて強い男性（父）も興味を持っていることを知った後、それにどう対処するか、というものである。これは危険をはらんでいる。罰、すなわち近親相姦へとつながり得る愛と性を知ったことを意味するからである。これがかの有名なエディプス・コンプレックスの基本モデルであり、フロイトは、この問題の解決（あきらめて受け入れること）は、男の子にとって避けて通ることのできない難題であると考えた。フロイトは、女児のことはそれほどよくわからなかったため、その女児版であるエレクトラ・コンプレックスに関する記述は比較的少ない。

フロイトは、「無意識への王道」としての夢に関心を持っていたことでも知られている。著書The Interpretation of Dreams（一九五四、邦訳：高橋義孝訳『夢判断』など）は、その著作の中でも一読に値するとりわけ魅力的な作品である。端的にいうと、精神力動モデルでは、夢には意味があると主張している。睡眠や夢についての生理学的研究によって、その内容も含め、夢を見ることには何らかの役割があることが確かめられているが、このような研究でわかってきた夢の役割は、とくにフロイトの解釈に合致しているというわけではない。むしろ、こと脳に関しては、84ページの挿し絵のごとく非常に活発な活動が昼夜問わず続いており、そこでは、ランダムなイベントや感情的な意味を持つイベント、それに、目が覚めているときに（たとえば、精神分析家との面接時）その人にとって有益な話の種になるようなイベントが起こっている、というのが妥当な見方である。

ブラウン[9]は、フロイトの理論や、そこから派生した理論について、簡潔で優れた説明を行っている。ベッテルハイム[3]の著作を読むと、フロイトが伝えようとしていたのは必ずしも適切な言葉にできるわけではない複雑で微妙な考えである、という重要なことが思い出されるであろう。ヴィース[42]とエレンバーガー[13]の業績は、さらに大きな、価値あるものである。より最近になって発展してきた愛着理論は、精神分析的考え方、対人関係、動物（とくに霊長類）の習性という三者を結びつけ、症状の形成についての興味深いモデルを提示している。この理論については113ページで述べる。愛着理論は、動物行動学という比較的新しい科学分野から得られた理論であり、この動物行動学とは行動の進化や目的、意義に関する学問のことである。

私たちがフロイトの理論をどのように考えようと、その理論は文化の一部になっており（他のモデルを使われている方々、この点にご注意を）、このことは、心の進化と言語や文化の発達との間の相互作用を考えるうえで興味深い示唆を与えている[31]。文芸評論家のブルームは、フロイトを偉大な神話作者であるとしており、「プラトンの『饗宴』におけるソクラテスがペテン師でないのと同様、フロイトはペテン師ではない……フロイトを否定したところで、彼を厄介払いすることはできない。なぜなら、彼は私たちの中にいるからだ。心に関する彼の神話は、彼がやっていたとされている科学が忘れ去られた後なお存在し続けている。彼のメタファーから逃れることはできないのだ[5]」。

しかし、本書としては、フロイトのメタファーや解釈に関して次の言葉で締めくくるべきであろう。パイプをふかしながら彼は言ったのではなかろうか――「葉巻はただの葉巻にすぎないこともある」と。

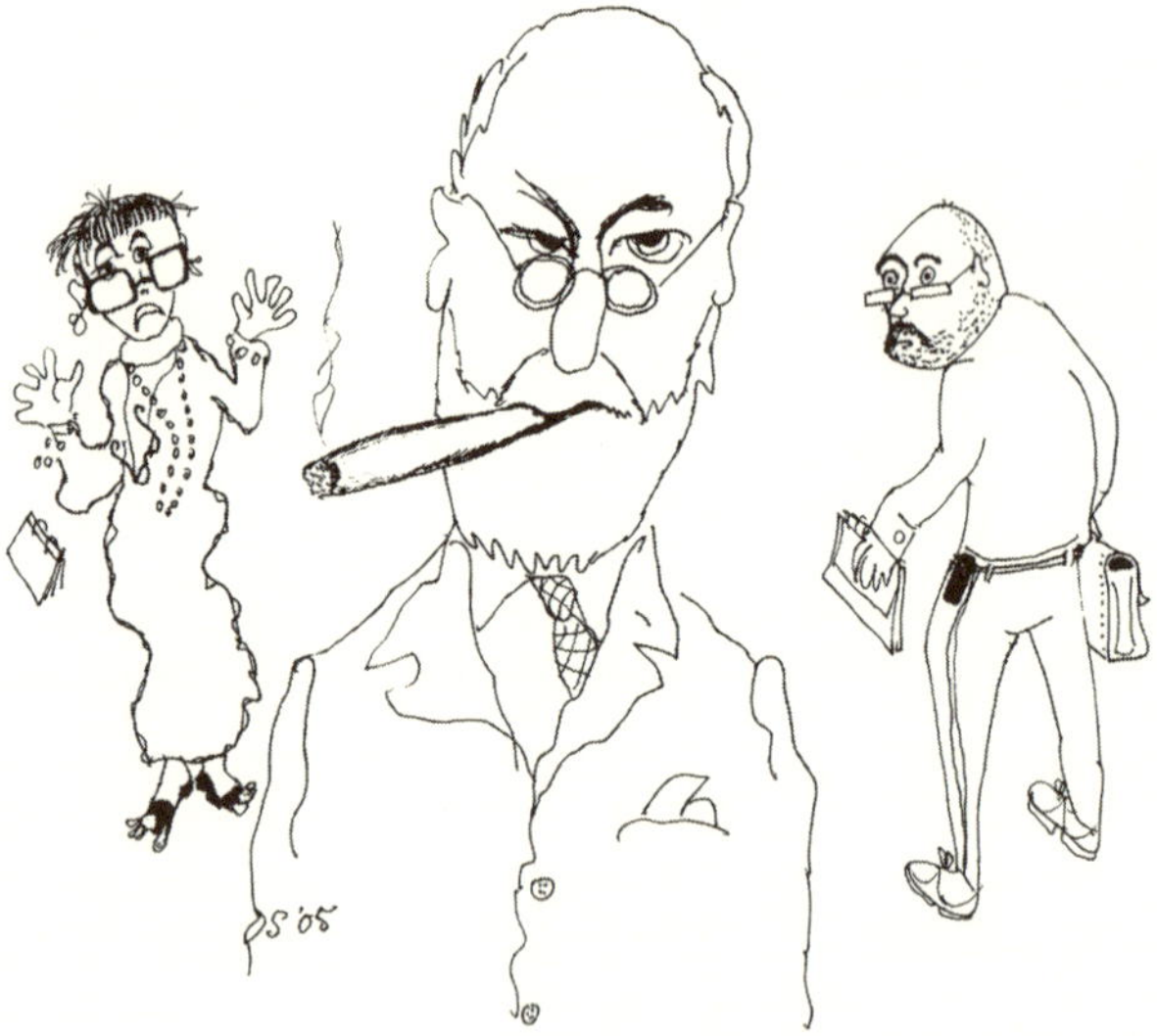

ユング

力動心理学（専門的には分析的心理学として知られている）を確立したのは、スイスの精神科医C・G・ユング（一八七五―一九六一）である。ある意味でフロイト理論のルーツが精神生物学にあるとしたら、ユングの理論は社会生物学に根ざしてはいるものの、文化人類学や神話学に基づいている部分がより大きいといえる。おそらくその最も重要な発展（発見）は、集合的無意識という概念や、それに含まれる無意識の「イメージ」、つまり潜在的イメージ――これは集合的無意識の元型とされている――であろう。これらの非常に面白い概念は、種族記憶（今では信じられなくなったラマルクの進化論のようなプロセスによって遺伝的に受け継がれる記憶）や集団テレパシーといった、ありとあらゆる驚くべき刺激的な概念のことをいっている、などという誤解を広く受けてきた。ユングの批評家に対して公正を期すなら、こういったテーマ、また他のテーマに関しても、彼の著作には矛盾していてはっきりしない部分がある、といえるかもしれない。

しかし、人類学など他の分野の学者たちによって、さまざまな人間集団の間に接触が存在したという歴史的な形跡がない場合でさえ、人間の行動や芸術的・宗教的創作のパターンには、相違点がみられるだけでなく、同じくらい類似点も多く見られることが明らかにされている。私たち人間のあらゆる側面が進化してきたのとまったく同じように、文化が発達してくる中で人間のイマジネーションも進化してきたのではないか[31]、神や悪魔、巨大な悪のモンスターなどといった内的な空想や想像は万人に共通するのではないか、というふうに考えるのはそう無理のないことである。ユング理論についての生物学的見地からの説明はスティーブンズ（二〇〇二）[33]の中でなされており、とくに夢に関してはスティーブンズ（一九九五）[32]で展開されている。

　中立的立場ながらユングに関心を持っているというような人たちにとっては、分析的心理学は、精神力動論の歴史上の他のどんな主要人物の業績と比べても、人類学、文化史、霊的世界、進化論のすべてをより直接的かつ包括的に扱った、まさに哲学的心理学である。たとえば、ユングが行った定式化の中で最も大きな論争を呼んだものの一つは「元型」という観念である。批判に直面する中でユングは、元型とは、遺伝的に受け継いだ観念やイメージではなく、観念やイメージを形作るための遺伝的に受け継いだ神経心理学的能力である、という点を明確にしたのだが、いまやこれは進化論的心理学における多くの展開[33]や意識の神経解剖学的・神経生理学的説明など[12・31]とも一致しているように思われる。ユングの著作の多くに見られる探索的・直観的な性質やその多義性さえ、さらなる有益な解釈や発展に役立っているのだ。治療に対する考え方という点では、人間の無意識に重要な役割を果たしているとユングが考えていたものは、性衝動ではなく、「浅瀬を前にして身がすくんでいる（二百万年前から存在している）人間の恐怖心や、太古から現在にまで及ぶ人類の経験から生まれてきたその他さまざまな恐怖や思索[20]」であった。

フロイトの精神療法が、エディプス・コンプレックスのテーマや患者自身の生活に密接に関連した無意識的題材（性や死、自己主張など）や、当たり障りなく対応する典型的な分析家に対して患者が話す内容に含まれる無意識的題材を解釈する傾向があるとしたら、ユングの治療は、対話型であることが多く、単純化よりも普遍性を志向し、動物的な起源よりも個々人のバックグラウンドや属する文化の中に存在するその人のルーツを重視している、といえる。ユング派の治療者たちは、絵画やデッサンなどといったアートの技法を治療に用いることも多い。しかし、これらはあくまでステレオタイプであって、実践家の数だけ実践の種類もあることを強調しておきたい。

アドラー

アルフレッド・アドラー（一八七〇–一九三七）は、かつて精神分析三人衆の三番手として名を馳せていたが、近年（北米ではそうでもないのだが）イギリスでは存在感が薄くなってきている。アドラーは個人心理学を創始した。劣等感という概念や、弱点がどのように神経症的な形や生産的な形で埋め合わせられるのかという概念は、彼によって生み出されたものである。彼の理論やそれに由来する実践は、フロイトやユングのものと比べて現実志向的であり、目標設定やセルフマネジメントなどにも関連している。アドラーは将来また復活するかもしれない。

クライン

メラニー・クライン（一八八二―一九六〇）の観念は、不可解な部分もあり、一部の人たちを激怒させるようなものでもあるのだが、一つ、彼女の業績をより広く理解するための入口となるであろう大変面白くて価値のある概念がある。クラインは、乳幼児が自己と「外」の現実とを区別できない時期に生じる自我の闘争（102～103ページ参照）という概念を作りあげたのである。（食べ物や優しさで満たされたときなどに）いい気持ちになったり、（そういったものがないときに）嫌な気持ちになったりするのは、外部の現象――「よい対象」や「悪い対象」――によるものとみなされる（投影される）。乳幼児にとって、前者は強く愛し求め、取り込むべき対象であり、後者は嫌悪し、破壊（あるいは少なくともコントロール）するべき対象である。この「神や悪魔がひしめきあう世界」[9]という段階で発達してくる原始的な感情は、妄想態勢（paranoid position）と名づけられた。これは実に意味深なものなのだが、そのことは、乳幼児に対する精神力動的な観念が、臨床的立場（clinical position）のみならず政治的立場（political position）をも表している場合があることをお認めになるなら、おわかりのことと思う。

ところがこの話には続きがある。やがて子どもは痛みを伴う発達上の発見をすることになる。すなわち、自らが愛する対象と嫌悪する対象は同じ一つのものである、という発見である。それは、ときには満たしてくれ、また別のときには満たしてくれない母親なのだ。子どもはまだ幼いため、自らの愛は母を守り、憎しみは母を破壊する、という魔法を信じており、混乱したアンビバレントな態勢にある。ここから、子どもは妄想態勢（そこでは、あらゆるものがよいものか悪いもの、つまり白か黒に安易に分類される）という楽な場所へと退行することもあるし、自らの新しい発見――それは、抑うつ態勢として知られる憂うつな体験である（そんなに単純なものは何もない、待て、耐えろ、こらえろ、双方の言い分を聞け、粘れ）――を理解しようと頑張ることもある。クライン理論や、その原理に基づいた治療においては、抑うつを体験し受容することは、成長・成熟へのステップを意味している。これは、治療場面を越え、人生についてもまさに同じことがいえるであろう。

クラインのこういった話はどれも生後二～三カ月の子どもの精神生活に関するものである。クラインの批評や支持は、そんなに幼い乳児についてそんなに明確なことがわかる人がいるのか、ということをめぐる（しばしば激しい）議論に没頭してしまいがちなのだが、その理論が――クラインが信じていたように――子どもの精神療法に役立つかどうか、という点に関してはそれほど熱心に議論しない。それでも、新聞の紙面を賑わせている事件を見るにつけ、乳幼児の行動やその結果に関するこのモデルには、実践的価値や一定の表面的妥当性があるということが痛切に感じられる。フロイトやユング同様、メラニー・クラインの著作は今も吟味され、明らかにされ、再評価され続けており、すたれたというのからはほど遠い。彼女の著作は今なお活発な議論を生み出しており、その価値は、ヒンシェルウッド(18)のすぐれて明快な批評的解説によって明らかにされている。

精神力動理論が得意とするのは、ときとして脇道や誤った方向へと誘うような特定の症状を説明することよりも、人間の心理的苦悩の一般的な原因や、人間関係の問題や破綻がもたらす結果について説明することである。たとえばクラインの見方では、過度に依存的な関係の中に「現実」が侵入してきたときに生じる怒りや抑うつは精神力動モデルによって説明されうる。フロイトのモデルを用いると、自尊感情や自信の持ち方に問題のある人が、（全体的に、または特定の関係において）自己主張がゆきすぎてしまったと感じ、その報いを受けるのではないかと恐れているときに生じる、何らかのパターンの不安や罪悪感を説明することができる。そういった精神力動的な症状説明の前提にあるのは、心理的圧力が加わり、感情のレベルで、そしておそらく行動のレベルでも退行したとき、幼少期に端を発する強烈な感情が蘇ってくる可能性がある、というものである。

愛着理論

退行についての興味深いモデルは、ジョン・ボウルビィ(6・7・8)が発展させた（文献21も参照）、一連のモデルと理論の集合体である愛着理論に由来している。この理論は、精神力動的概念、親子関係における行動、動物（とくに霊長類）の行動、という三者を関連づけている。115ページ上段に示したのは、依存的な子どもと、その面倒を見る大人の間の動的な相互作用を単純化したモデルである。そこでは、親の「ほどよい（good enough）」養育行動によって、そばにいることを求める子どもの愛着行動（泣く、甘える、など）のバランスがとられることで、子どもはネグレクトされることも過保護にされることもなく育てられ、その結果いわゆる探索行動――子どもに期待されている行動であり、この行動は人間の発達にとって生物学的に必要である――を始められるようになる。この関係性の一方または両方に問題があって、子どもの愛着行動が十分な親の養育行動につながらない場合、このモデルに描かれているように、子どもは、「以前」、すなわちもっと幼かった頃に効果のあった行動を試そうとする。懇願し、うるさくせがみ、泣き、それでも一向に取り合ってもらえなければ、子どもは今度は、泣きわめく、道徳的に間違ったことをする、腹痛や吐き気を訴える、などといった以前のやり方で反応を引き出そうとして退行するかもしれない。

このモデルを用いると、さまざまな体験がどのように発達途上のパーソナリティに組み入れられるか（またもや「取り入れ」である）ということがうまく説明される。115ページ下段のイラストが伝えているのは、出来事が体験として組み入れられる（これは一連の複数の体験であることが多いため、養育についての思い込みが形成されることになる）結果、子どもが、最悪の結果を予想する、不安になりやすい、他人を信用しない、自尊感情が持てない、不安になると身体症状を呈する、などといった傾向を身につけながら大人になり、最終的には養育能力に問題を抱えた親になるかもし

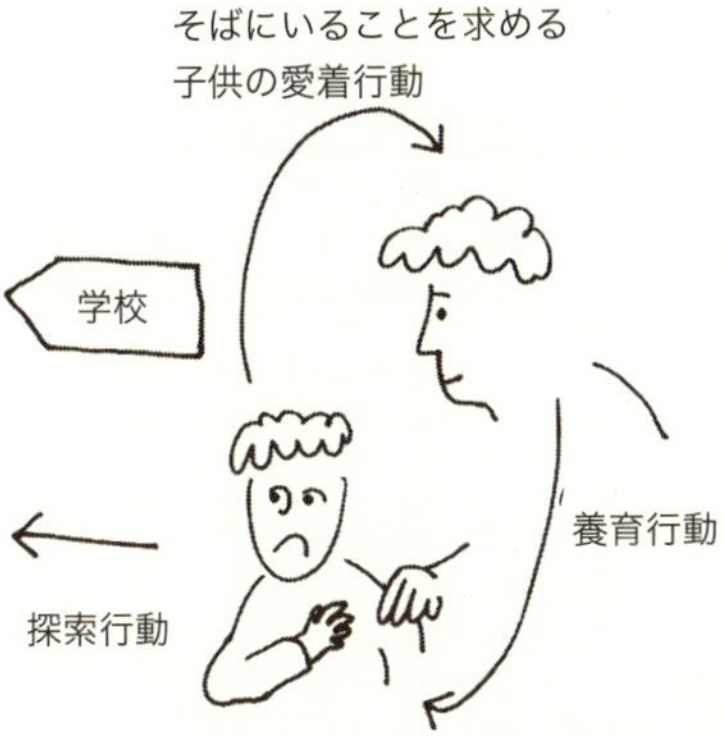

「依存的な子どもと、その面倒を見る大人の間の動的な相互作用のモデル」

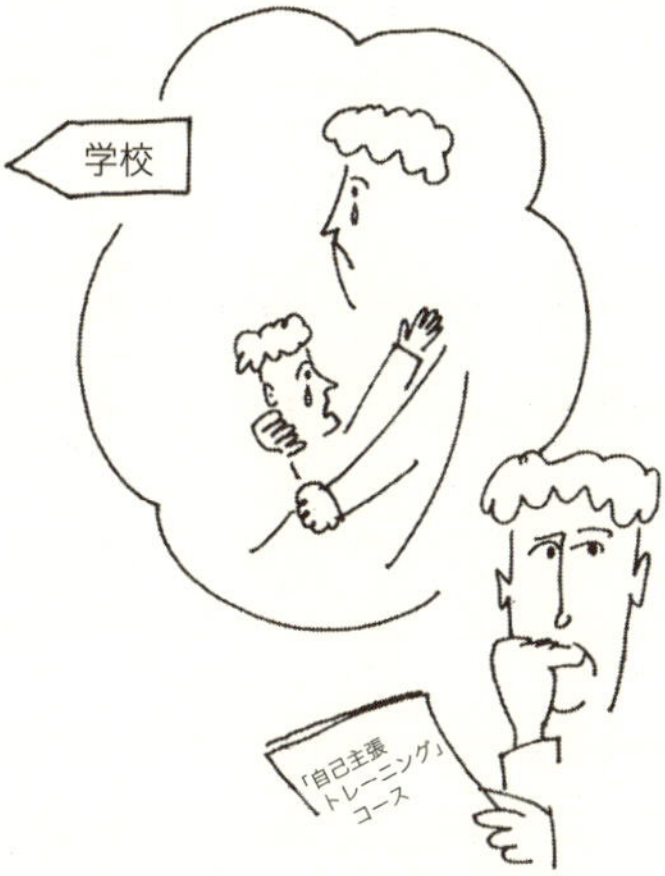

「出来事が体験として組み入れられる」

れない、ということである。このように、家庭というシステムの中での行動も、個別の治療または家族全体としての治療が必要な一つの障害としてその人自身の「レパートリー」の一部になる。こういった行動は家族療法（125ページ）によって修正できるかもしれない。このモデルは、生体システムのもっと根本的な側面――生体システムの持つ（線形性ではなく）循環性、複雑性、そして発達上の性質――について指摘しており、[30]システム理論としての側面を持っている。

ただ一つの「トラウマ体験」を背景として神経症や非適応的なパーソナリティが形成される、という考えを支持するエビデンスはほとんどないし、そもそも子どもには大人より回復力がある。そうではなく、のちに私たち専門家から精神症状とみなされるような感情や行動を定着させるのは、幼い頃の問題や親の好ましくないかかわり方が持続的なパターンとして存在する中で、そういった負の体験が蓄積していくことである。愛着理論はこのことを説明するモデルをいくつか提示している。パークス[23]は、これとよく似た社会・精神力動モデルを提唱している。パークスのモデルは、悲嘆の抑うつ症状、手足の切断などの喪失後に起こる同様の症状、そして人間の子どもを含む幼い霊長類が親と離別したときに示す実際の行動（この場合「悲嘆」行動を伴う）の間の類似性を示している。ここでは、生物学的に観察し得るものが、「失われたものを捜し求める」という精神分析のメタファーを裏づけることになっている。

ヒステリー（かつては子宮が体内を動き回っていることが原因とされていた）は現在なお謎に包まれている。ヒステリーは、「何らかの理由で不安や苦痛を直接的に表現することができなくなったとき、象徴化された問題という手段に訴えること」というふうに定義できるかもしれない。それは、未熟さのためかもしれないし、文化的な慣習が原因となっている場合もあるだろうし、神経症的なパーソナリティ構造の一つの側面（徹底的なまでの否認）かもしれないし、あるいはとてつもなく困難な状況のせいかもしれない。たとえば、近年では精神科医が性的虐待を受けてきた若い人たちの間に偽りの身体的障害（麻痺、飲食物が喉を通らないなど）のようなヒステリー行動を見いだすことが多くなってきている。これは、（誤って）精神病とされてしまう程度にまで混乱した思考や行動という形をとることもある。

この点で神経性食欲不振症は興味深い。この疾患の生物‐心理社会的な複合的原因がどのように考えられようと、精神力動による定式化によって、ある女の子（ちなみに患者の一〇％は男性である）がどうして大人になることを嫌い、月経が止まるほどまで体重をコントロールするという尋常ではない特性を有しているのか、ということについての説得力のある理由が示される場合がある。

不安や抑うつは、その状況から逃げ出したいという願望や、落ちること（falling）への恐れなどといった恐怖症状に関係していることがある。ここでも、問題は、自尊感情の低さや恥ずかしいという気持ちなのかもしれないし、あるいは、落ちる（fall）ところを人前で見られることに対する恐れという形で現れる、失敗することへの恐怖心かもしれない。言葉にはそういったメタファー――堕ちた女性（the fallen woman）、古い漫画にあった「太っちょの撃沈（collapse of stout party）」*、などなど――があふれている。これはまったく驚くにあたらない。というのも、病気に関する言葉も文学の世界の言葉も（メロドラマも大河ドラマも）、その源は同じなのだ。そして精神分析の言葉もまたそうである。しかし、どうしてある種の科学者はこのことに驚くのだろうか。

象徴的表現が有する普遍性は、問題を明らかにすることがある一方で、わかりにくくすることもある。自分の中の何かがおかしくなっている、精神が不調である、といった感覚を持つ患者は、古典的な精神分析用語で自らの感情を表現することがある。この患者には古典的な精神分析で説明のつく問題がある可能性もあるが、その問題は、正常な気分を維持する化学的現象の障害、あるいは神経変性障害という可能性もあろう。体調がすぐれず、めまいがあり、街中で裸のまま逮捕されるのを夢想する患者は、神経症かもしれないし、パーソナリティの問題があるのかもしれないし、貧血なのかもしれない。しかし、だからといって、ある患者に対する、あるいはある患者のある面に対する、精神力動モデルの有効性を否定することにはならないのである。

進化モデル

精神力動モデルを中傷する人たちの側の、「このモデルは過去百年間ずっと分析家のソファにはりついたままである」という悪口についてはすでに触れた。ところが、概念的思想に関する非常に興味深い最近の進展の一つは、精神力動理論、進化、動物の社会生物学の三者間に共通点があることを示した精神力動理論家の思想によるところが大きい（文献６・７・８・23・33・34など）。この新しい行動生物学的な思想の核心は、精神科的な問題の多くは太古の原始的環境に生きていた人類には適応的な思考・行動パターンであったと理解することができ、それらは生存に不可欠であるため——たいていの場合には余分であるとしても——私たちの思考・行動レパートリーの一部として残

＊訳注：十九世紀半ばにイギリスの風刺漫画の落ちとしてたびたび登場したフレーズ

ってきた、というものである。たとえば、不安は、明らかに生存にとって必要であるが、ある状況下のある人たちには過剰で不適切な病的状態として起こる場合がある。妄想症にも似た不安と疑惑の入り混じった状態は、住みかの洞窟から遠く離れた森へと迷い込んだ闇夜にはまさに命綱になるかもしれないが、その同じ感じ方が平和な住宅街の中で自分の周囲に対して起こってきたとしたら、それは不快なものとなるであろう。いや、案外そうでもないのかもしれないが。

スティーブンズとプライスは、[34]抑うつ的になることができるという能力は、社会階級において落伍したときに挫折を受け入れる適応的な方法として進化したのではないか、という興味深い議論を行っている。それによって混沌状態に陥ることなく階級制度が維持されるのではないか、というのである。同様に、116ページで触れた、悲嘆に関連した焦燥感の強い苦痛は、いなくなった親族を見つけ出す確率や、その喪失が永続的なものであるとわかったときに援助を受けられるようになる確率を高めるのに役立つかもしれない。統合失調症スペクトラム障害は非常に破壊的なものになる可能性があること、そしてそういった疾患を持つ人たちの生殖能力は相対的に低下しているということを考えると、このような疾患が現在なお残っているというのは不思議である。しかし、重要なこととして、この疾患はおそらく多様な遺伝的素因によって規定されており、非常に興味深いことに、この疾患と遺伝的に関連のある非罹患者たちの中には創造的能力や宗教的才能を持った人たちがあらわれる割合が通常より高いのではないか、ということを示すエビデンスがある。これは進化の観点からはどのように有利なのだろうか。スティーブンズとプライス[34]は、以前の集団が崩壊したり分裂したりしたとき、自分自身を含む多くの人たちに対して新しい未来や約束の地を確信させるカリスマ的リーダーの出現——多くの新しい儀式を行ったり、自分たちが属する新しい集団を「内集団」*とみなしたりすることを特徴とする——によって新しい集団や部族が形成されてきたのではないか、と論じている。これは、近代の世界では多くの殺戮や大混乱を生んできたのであるが、昔の世においては種の保存に役立ってきたのだろうか。

ここで、正しい知識をお持ちの読者諸氏に対して次の点を警告しておく必要があるかもしれない。それは、一部の社会科学の集団の中では、進化論について話すと、神の創造を信じる原理主義者の間に起こるのと同じくらい大きな騒乱と抵抗が起こり得る、ということである。「私たちはなわば

*訳注：自己が所属する「集団」を内集団、それ以外の集団を外集団とよぶ。一般に内集団への所属意識が強くなるほど、自己と集団とを同一視し、愛着や忠誠心が高まる

りに敏感な霊長類の祖先の影響を受けているのかもしれない」というようなことをいうと、社会科学者の間ですら、牙をむかれたり尻を出されたりといった原始的反応を引き起こし得るのである。これについてはローズとローズ[24]やセーゲルストローレ[25]の解説などを参照されたい。

実践への応用

精神力動理論の内容や、それが含意するところは、変幻自在であることが多い。それは、この理論が人間の精神生活に関する非常に多彩だが普遍的なモデルからなっていること、その広大な学問体系の中には生物学、社会科学、人類学、宗教学、さらには芸術までをも巻き込んでいることを考えると、当然ともいえる。この百年の間非常に多くの貢献をしてきた領域の中にさまざまな研究分野や実践形態を見いだすことができる、というのは驚くにあたらない。

個人精神分析は、現在なお、被分析者が「最初の」分析に週五日、二〜三年間通うという形のままである。一方で、二番目の分析はお決まりのものとして行われる場合があることを私たちは知っている。治療としての精神分析の適応については本書では扱わないが、専門職のためのトレーニングという観点からは、精神分析や分析的精神療法の実践を志向する精神療法家に対するトレーニング分析は、思考を明瞭にするために、そして投影が始まったときに適切な反応を行うために必要な援助として、適切なものであろう。

次に述べる例は、私たちがフロイト的失言（Freudian slips）についてすっかり忘れてしまっている、という（いつも役立ってくれる無意識からの）教訓である。一九九二年の保守党大会のときに、イギリスのある大物政治家がインタビューで「マーガレット・サッチャーと一緒に仕事をしていてどうか」と問われたときのことである。この政治家は、「サッチャーがよく面倒なことにであった（she would hit the fan）」ときの激しい口論について言及した。[*] だが、その言葉はあまり適切なものではなかったのである。フロイト的失言は夢と似て、重要な感情に左右されているのかもしれないし、まったくランダムに起こるのかもしれないし、他の影響（タイプライターのキーボード上の特定のキー同士が近くにあるなど）による場合もあるだろうし、あるいはこういったことの

＊訳注：この表現と発音の似た“shit hit the fan”は、「大変なことになる」という意味の有名なスラングで、直訳は「糞が扇風機にあたってまき散らされる」である

組み合わせによって起こるのかもしれない。

力動精神療法は、精神力動の原理によって導かれる体系的精神療法として精神力動モデルに含められている。力動精神療法を用いる治療者は、徹底的にトレーニングを受けている場合もあれば、ほとんど受けていない場合もある。一方で精神分析と実質的に区別がつかないようなものもあれば、また一方ではまるで精神療法と思えないようなものまである。この領域はとても多彩であり、その中には高い技術と専門性を備えた最高水準の治療法も存在する。

創造的精神療法（「人間性」精神療法）や「進歩的」精神療法、夫婦関係や性などに特化した精神療法、などといった非常に多岐にわたる精神療法についてもまったく同じことがいえる。こういった治療においては、精神療法とカウンセリングの境界があいまいである。もっとも、前者は感情の根本的変化に関するものであり、後者は助言・実際的治療・セルフマネジメントなどに近い、と定義する人もいるかもしれない。

「演劇療法」や「芸術療法」は、治療関係を構築し、感情を表現するうえで、役を演じる、絵画などの芸術作品の中で感情を表すなどといった活動が、言葉よりも重視される治療形態である。子どもでは、遊戯療法がこれに近い技法である。

これらの技法は患者の言語化能力が低い場合にとくに有用なのではないか、と思われるかもしれない。しかし、逆に、高度な言語能力を持つ患者は感情を知的な方法で処理しすぎることがあり、そういった場合には芸術や演劇といった技法が、過活動になっている「高次中枢」を迂回する有益なルートになり得る。ジェニングズ(19)は非常に実用的な観点からこういった創造的な治療法に関するとても優れた概観を提示しており、トムソン(36)は芸術療法の原則に関する簡潔で傑出した解説を行っている。

力動精神療法は長きにわたってパーソナリティの問題に取り組んできており、精神医学の他分野が、そもそも精神保健サービスがそのような問題を扱うべきなのかと疑義を呈したときでさえ、そういった困難を抱えた人たちを援助しようと頑張り続けてきた。現在、精神力動の枠組みの中で行う統合的治療は、少なくとも「境界性パーソナリティ障害」として知られる複雑で拡散したパーソナリティ構造を有する一群に対しては、かなり有効であることが示されてきている(2)。

「家族療法」――その中に多くの考え方や実践方法があるのだが――も同様に、言葉よりも行為に関係している。家族療法はどれも多かれ少なかれ、この治療にかかわるすべての人たちの目に、「一対一の」、つまり二人で行う治療セッションの中で推察できるものはすべて出尽くしたものと映っている、という原理を持っている。たとえば、男の子が母親とぐるになって父親をのけ者にしていて、父親がますます怒り心頭に達してきているとき、家族療法家は意見や行為によって介入するかもしれない。治療者は、この母親に対して、冷静になってご主人の反応を見るようにと伝え、父親には、息子さんが奥さんにべったりなようだがそれであなたは満足なのか、ほどほどにしなさいといいたいのではないか、と尋ねるかもしれない。多くの亜型はあるが、広い意味で家族療法は集団分析学（集団に対して適用される精神分析理論）やシステミック理論に基づいているといえるかもしれない。

システミック理論は、精神分析理論ではなくシステム理論に基づいた面白いモデルである。あるシステム（家族など）が特定の平衡状態に達すると、その中で、たとえば不良少年、「よい子」だが抑うつ的な姉、仕事中毒の夫にアルコール中毒の妻といった具合にさまざまな役割がかたまってくる、という点においてこの理論は心理学的力動ではなく社会的力動を表している。主症状——家族療法の言葉では「患者の役割を担う人（identified patient）」——はその不良少年かもしれないが、彼はある面では家族の中で「最も健康」であり、多くの（否認されている）問題に目を向けさせようとして（無意識のうちに）家族の安定性を壊そうとしているのかもしれない。数人が乗った小さなボート、というのは家族療法を理解するうえでとてもよいモデルである。このボート上では一人が場所を変えると、再び安定状態に達するためには他の全員がさまざまな程度に動かなければならない。その過程で主症状は軽減し、他の症状が見つかってくることもある。家族療法にはとても多くの入門書があり、それぞれ非常に異なった内容になっている。その一つであるロビン・スキナーとジョン・クリーズの著書[27]は、個人と家族の力動を扱っている。ゴレル−バーンズ[17]やブロックとハラーリ[4]の総説も有用である。異常をきたした関係性の中で生じてくる役割や根拠のない話に対処するための他のアプローチとして、ナラティブ・セラピー[38]のように、その続きとなる物語あるいは「脚本」を——無意識にだが——考えるというものがある。一方、スタインバーグ[29]は、患者と専門家の両方に宛てた手紙文の中で同様の技法について述べている。

家族療法は、伝統的な精神力動理論からはますます遠ざかり、集団・社会理論に近いものになっている。後者に相当する理論は、家族療法と一部オーバーラップするような小規模な集団療法の中に見られるだけでなく、病院や種々の施設などの組織の中に存在する非常に大きな集団・群れを理解する際にも必要となる[22・26]。ここで私たちは、精神力動という広大な世界のすぐ外側に存在する他の世界に足を踏み入れることになる。その世界は、ロンドンのタビストック研究所が先導して開拓したものであり、そこでは人々や集団の間に存在する相互作用の力動を超え、部門や機関、専門職の間に存在する相互作用の力動が探究されてきた（文献10・28・30・37など）。こうして精神力動モデルをぐるりと見渡し終えたいま、私たちが吟味しているのは、個々の発達を促進する（あるいは促進できない）社会のシステムに関するモデルだといえるだろう。

結語

精神力動理論の最も面白いところは、信じがたいものと常識的なもの、月並みなものとすばらしいものを贅沢にブレンドしているという点のみならず、物事の道理を知る人たちが、どの理論がそのどちら側なのかをめぐって論争を交わしている点にある。すべてを考え合わせると、精神力動モデルの臨床家に与えられている特別な贈り物は、精神疾患を含めた感情・行動の多様な側面に関する過度に単純化されていて結局間違っている仮説作りを助けることではなく、私たちの生活や発達、そして最終的には人類の進化に関する、深みのある複雑さを味わえることである。本書の他のモデルをすべて考察したとしても、最も説明力があり、深奥を窺い知ることを可能にするのは、精神力動モデルである。こういった生物学的・伝記的な背景を考慮することで、頭を悩ませている種をより完全に理解することができる。精神力動モデルは、時代遅れな考え方だとして軽蔑的な批評家たちから嘲笑される原因になった、極度に単純化された水力学のモデルとは似ても似つかぬものなのである。

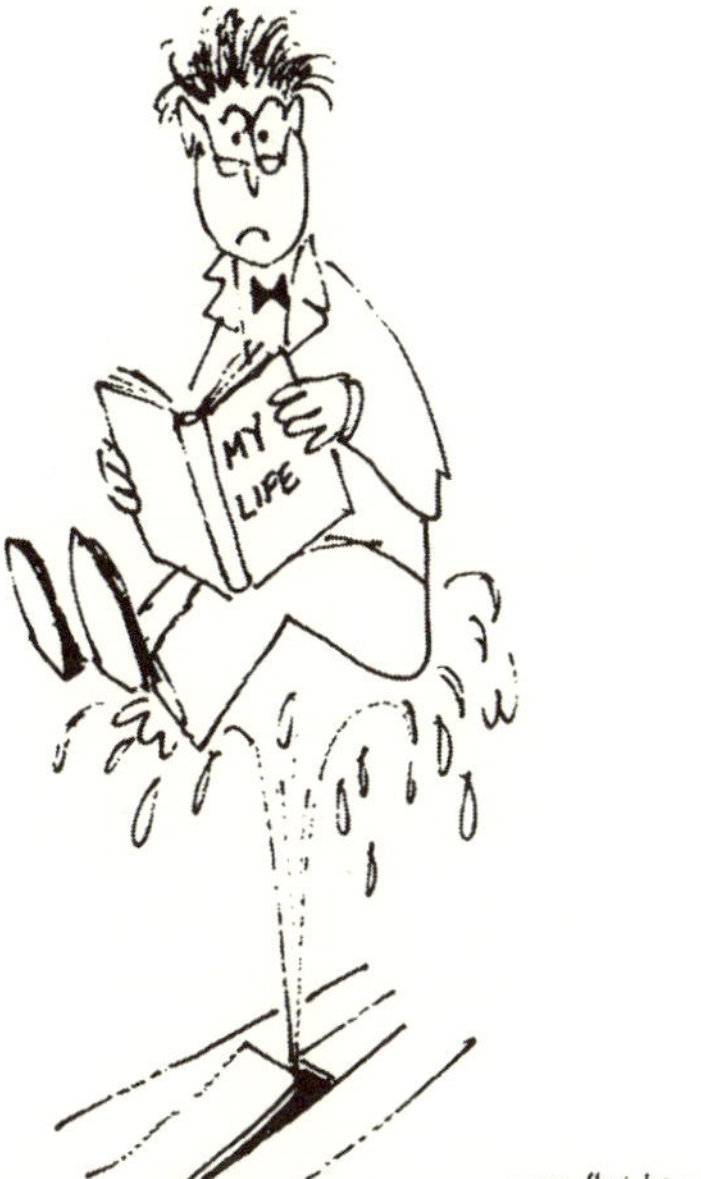

「極度に単純化された水力学のモデルとは
似ても似つかぬものなのである」

第4章
認知行動モデル（Cognitive-Behavioural Model）

「フロイト理論では、神経症症状は『無意識の原因が目に見える形で現れたもの』としている。学習理論は、そういった『無意識の』原因を一切仮定せず、神経症症状を単に学習によって身についた性質とみなしている。症状の根底に神経症があるのではなく、症状自体があるにすぎないのだ。症状を取り除けば、神経症を克服したことになるのである」

H・J・アイゼンク、一九六五年

「決意の生き生きした血の色が、憂うつの青白い顔料で硬く塗りつぶされてしまうのだ。乾坤一擲の大事業も、その流れに乗りそこない、行動のきっかけを失うのが落ちか」

ウィリアム・シェイクスピア『ハムレット』（新潮文庫、福田恒存訳）

他のモデルとの相違点

認知行動モデルは、現在なお発展を続けている新しいモデルである。本書の第二版・第三版では認知モデルと行動モデルを区別していたが、現在ではこの二つで一つのモデルを構成していることが明らかになっている。認知行動モデルは、本書の他章で読者の注意を惹こうと競い合っている生物学的モデルや精神力動モデル、社会モデルとは根本的に異なったアプローチをとる。このことは、それぞれのモデルにおける精神症状のとらえ方の中に最も端的に表れている。

精神力動モデルの精神療法家は、患者の症状を、何かを教えたり説明したりするものではなく、問題を不明瞭にし、誤った方向に導く表面的な特徴と考えている。症状は、氷山の一角というだけではなく、おとり——水面下に存在する片割れから完全に切り離され、混乱させるために意識的に作り出される氷山——と考えられる。症状を直接治療しても形を変えて再び現れるだけであり（症状代理形成〈symptom substitution〉）、そのため症状は、根底にある問題への手がかりであるが実体を持たないもの、とみなされるべきなのである。生物学的な精神科医も症状に有用性を見いだしているのだが、疾患という統一体の構成要素として疾患を同定するのを助けるという点においてのみ有用である、と考えている点で異なっている。社会モデルの支持者は、症状を、病気行動*の指標として役立っているという点を除けばそれ自体特別な意味を持たない、社会的な力に対する文化的に規定された反応であると考えている。

認知行動モデルは、精神疾患の中核として症状や思考に焦点を当てる。「症状を取り除けば、神経症を克服したことになる」は、このモデルの根本思想を実によく言い表しており、しかもこれは「神経症」（現在の新しい分類では、その大部分がさまざまな不安障害やうつ病性障害に包含されて

＊訳注：病気らしいと感じた人が、自分の健康状態をはっきりさせ、適切な援助を求めるために起こす行動のこと

いる）だけではなく、すべての精神疾患に当てはまる。このモデルは、症状や行動がどのように形成・進展・変化してきたのかに焦点を当てることで、他のモデルに比べ、精神疾患についてずっと多くのことを説明しており、はるかに優れた説明のための基盤を有している。認知行動モデルは、いかにして精神疾患が起こり、そして解決され得るのかを、経験に基づいた直接的なエビデンスによって説明しているのである。

認知行動モデルはどのように発達したのか

歴史的には、最初に行動の要素が導入され、パヴロフとスキナーの業績によって注目を浴びるようになった。この二人が学習理論の基礎を作り、非適応的行動のルーツを探り出したのである。彼らはジョンズ・ホプキンス大学のアメリカ人心理学者ジョン・B・ワトソンの業績に影響を受けていたのだが、ワトソンもまた、パヴロフの業績やパヴロフが用いた実験動物に強く惹きつけられるようになり、行動主義という概念を生み出した。ワトソンは、行動の研究が、それ自体で成り立つ学問分野としてではなく、意識や内省、動機、そしてもっと高次の（とくに精神分析における）神経プロセスなどの理解を促進するための手段とみなされていることを憂慮していた。ワトソンは行動主義について、当時一世を風靡していた意識などの心理学分野を引き合いに出さなくても、他の学問分野と並立することが可能な、明瞭な境界を持った科学の一分野であると感じていた。そこで彼は次のように書いたのだが、この言葉が何年も後に書かれていたとしたら、驚くほど的を射たものであるとされていたであろう。

「行動主義者の見方での心理学は、純粋に客観的な、実験に基づいた自然科学分野であり、内省はほとんど必要ない。それは化学や物理学という科学に内省がほとんどいらないのと同じことである。動物の行動は、意識をもちださなくても研究できるとされている。これまでの見方は、そういったデータは意識という観点から類推することによって解釈が可能な場合にのみ価値がある、というものであった。本稿での主張は、人間の行動と動物の行動は同一の次元で考えられなければならない、つまり両者は行動を広く理解するうえで同じくらい重要である、というものだ。そこでは心理学的な意味での意識は不要なのである」

ワトソン、一九一三[31]

かくして心理士たちは、自分たちの仕事には普遍的価値がある、ということで自信を回復した。心理士は、自分たちがやっているのは高次の精神活動を研究している方々にもしかしたら役に立つかもしれないマイナーな研究です、などと卑下する必要はなかったのだ。心理士は、自らの力で科学的知識を追究する科学者であり、他の学問分野に頼らずともそういった知識を理解し、発展させるためのデータを持っていたのである。このことは、人間の行動についての研究や、そういった行動の発達に関与する学習プロセスについての研究に大きな影響を与えた。学習は常に起こっているが、通常それは状況に反応した適切なものであり、それゆえ適応的なのである。私たちが、馬を囲い

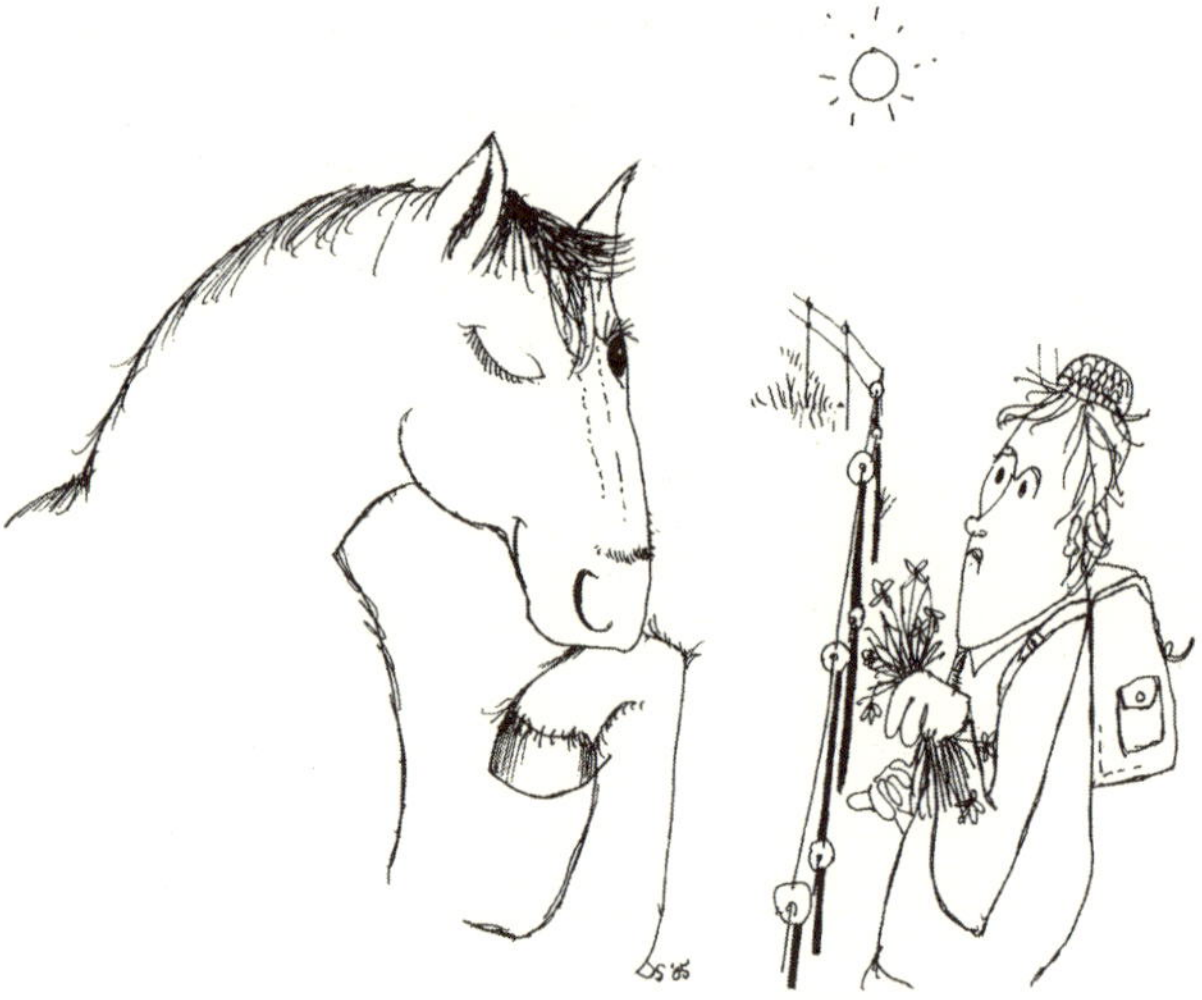

込んでいる電気柵を初めて見たとき、うっかりそれに触れてしまうかもしれない。そこで経験する電気ショックは不快なものなので、その柵にそれ以上触れないように注意する。私たちは新しい学習を一瞬のうちに獲得したのであり、次に電気柵に出くわしたときには用心するだろう。これと同じ学習プロセスが柵の向こう側の馬にも起こっている。つまり、こういった知識の獲得に関して、人間と馬の間に根本的な違いはないのである。

学習理論はとても由緒正しい心理科学である。不適応きわまりない行動が形成される原因は、二種類の条件づけ、すなわち古典的条件づけとオペラント条件づけにある。古典的条件づけは、以前は無関係であった一連の刺激と反応に、中性刺激が関連づけられるようになったときに起こる学習のことである。刺激と反応は直接結びつけられるのであり、この行動モデルでは、複雑なプロセスが介在することなく一方が他方の結果として起こることになる。ここでは心理的プロセスが省略されており、そのことは精神療法家に重大な不安をもたらしたのだが、というのも、そういった観念は彼らの飯の種を奪い、精神分析を退屈なマッサージ療法に変えてしまいかねないからである。

だが、単純な事実がこのモデルを支持している。ロシアの生理学者であるパヴロフは、犬を使った名高い実験において古典的条件づけを初めて記述した。その実験では、まず唾液分泌が用いられた。犬は（他の哺乳類もであるが）ものを食べているときに唾液を出す。唾液が豊富に供給されることで咀嚼が促進されるし、唾液は食物の一部を分解する酵素を含んでいるため消化が助けられる。唾液分泌は通常犬が餌のにおいをかいだときに始まるため、最初の一口を摂取するときにはすでに唾液が分泌されていることになる。こういったことはすべて、生理学的にとても理にかなっており、パヴロフの実験のずっと前から知られていた。食物という刺激に続いて唾液分泌という反応が起こるのである。

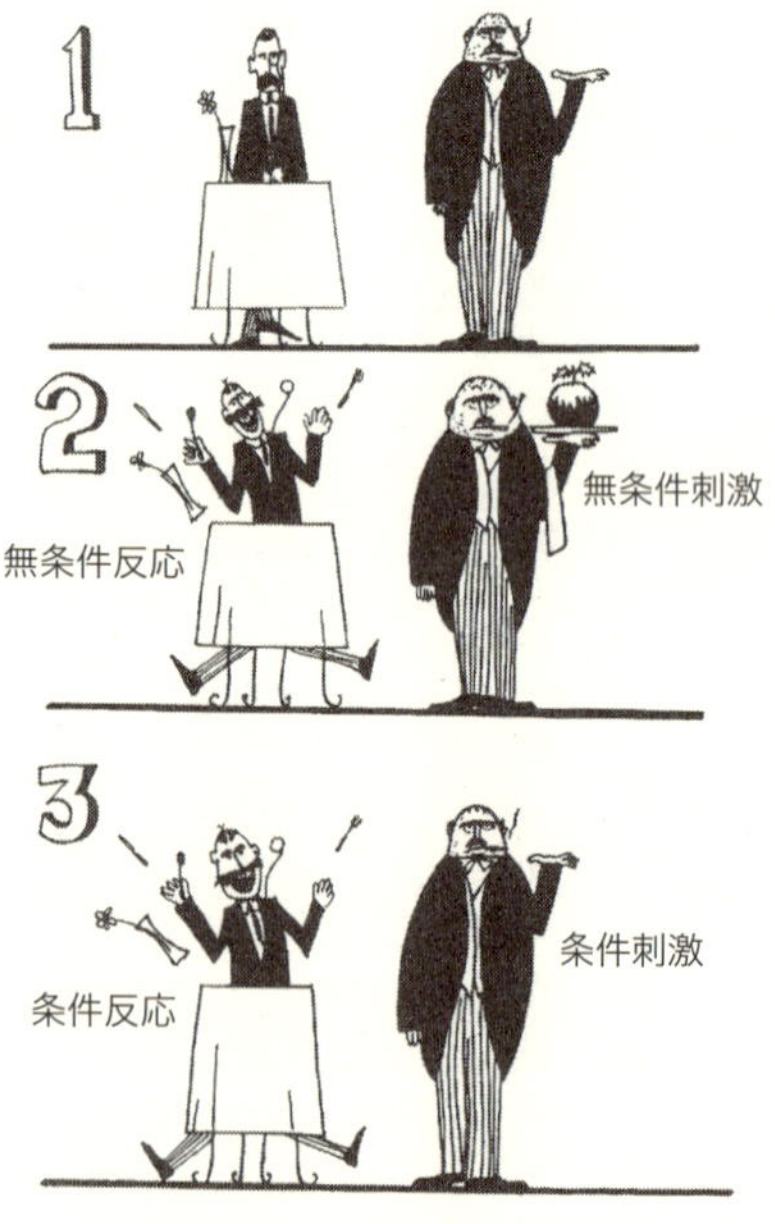

「食物という刺激に続いて唾液分泌という反応が起こる」

パヴロフは、正確な唾液の量を記録できるように犬の唾液管にカニューレ（管）を挿入することで、この現象に対して「測定」を持ち込んだ。それによって彼は、他の刺激が唾液の流出を変化させるかどうかを観察できるようになった。ベルの音は、それだけでは唾液の流出に影響を及ぼさなかった。だが、餌が犬に呈示されるのとほぼ同時にベルが鳴るようにすると、その試行を何度か繰り返した後には、ベルの音だけで多量の唾液が流出するようになった。言い換えると、ベルが鳴るという中性刺激が、刺激（餌）–反応（唾液分泌）に結びつけられるようになり、それによって条件刺激となったのである。

しかし、この実験は表面的にはブレイクスルーには思えないのである。自分のことを生物科学に精通しているとは思っていない人たちであっても、多くがこの実験結果をおそらく正確に予想できただろう。実際、動物愛好家であったバーナード・ショー[*]はこの実験について、自分が描きだしたキャラクターに言わせるというお決まりの方法で次のように言及している。[**]

＊　訳注：イギリスの劇作家

＊＊訳注：『The Adventures of the Black Girl in Her Search for God』という寓意小説で

「どうして私に聞かなかったの？　そのかわいそうな犬さんたちを傷つけなくても、私が二十五秒で教えてあげたのに」

パヴロフがまったく新しく切り拓いた部分は、条件反応を増加させる（正の強化を行う）あるいは減少させる（負の強化を行う、最終的には消去する）要因について詳細に検討した点にある。試行の頻度が高いほど、また、ベル音と餌の呈示が時間的に近接しているほど、条件づけは強くなった。さらなる実験により、ストレスフルな状況に置かれた犬では条件反応に混乱をきたすことが示された。たとえば、楕円ではなく、円を呈示したときにのみ唾液が分泌するように条件づけされた犬は、楕円をほぼ円形になるところまで徐々に変形させていったとき、しだいに興奮を呈するようになったのである。不安と興奮によって唾液分泌が抑制され、犬が正しい選択を行うことができたときでさえ以前ほど唾液が出なくなった。最終的にパヴロフは、自らが行った古典的条件づけの実験のみに基づき、異常行動に関する包括的な生理学的理論を編み出すことができた[18・19]。

オペラント条件づけは、条件づけを決定するのが刺激ではなく行動である点で、古典的条件づけとは異なっている。心理学者B・F・スキナーはオペラント条件づけの生みの親であり[28]、彼が開発したスキナー箱は、オペラント条件づけを実践の場で説明するための非常に優れた方法である。スキナー箱は閉じた箱であり、その中に一つないし複数のボタンやレバー、スイッチがあり、箱の中に入れられた動物はそれを操作することができる。空腹のハトがこの箱に入れられても、初めのうちは強化のための刺激–反応パターンを持っていないため、条件づけは起こらない。しかしこのハトは、新しい環境を探索する中で、箱の側面にあるボタンの一つをつつくことが予想される。これが正しいボタンなら、外部の自動給餌装置から箱の中に少量の餌が運ばれる。ハトはこの餌をがつがつ食べてしまい、すると餌がもっと欲しくなる。ハトは、餌がどのようにしてやってきたのか知る由もないのだが、ほどなくボタンをつつくことと餌の出現とを結びつけるようになる。いったんこれを学習すると、食欲が満たされるまで繰り返しボタンをつつくようになる。このケースでは、条件反応（ボタンをつつくこと）の正の強化は、持続的に餌を供給することによって促進され、ボタンをつついても餌が供給されなくなったときに消失することになる。古典的条件づけは中性刺激を操作して条件刺激に変化させる実験者に依存するのに対し、オペラント条件づけは動物自身の行動によって決まる。ハトがスキナー箱に入れられても、探索行動をとらないと条件づけは起こらないのである。

実験室の行動主義を臨床場面に適用する

上述のスキナーやパヴロフによる実験は現在では非常に有名であるが、これらの実験は二つの重要な点を浮き彫りにしているためここで詳しく取り上げた。第一に、行動モデルは科学的実験に基づいており、（精神力動モデルの多くの要素と違って）再現可能な測定を含んでいる。第二に、このモデルの根拠となっている学習理論もまた、再現可能な実験に基づいている。行動主義に則ると、科学者は、観察し、実験によって操作し、得られた結果に基づいて検証可能な理論を展開することができるのである。

学習理論は動物だけでなく人間にも当てはまるため、同じ原理を人間にも当てはめることができる。たとえば、パヴロフの研究の追試実験で、ワトソンとレイナー(31)（もちろん行動主義を導入したワトソンと同一人物である）は、幼い男の子に対して、飼いならされた白いラットを示すのと同時に、大きな音を聞かせた。この男の子は大きな音に怯え、予想通りこの音とラットの出現を結びつけるようになった。その結果、男の子はラットを怖がるようになったのである。通常このような恐れは不合理なものとみなされ、そういった不合理な恐れは恐怖症と呼ばれる。男の子の白ラット恐怖症は、まもなく毛で覆われたすべての動物に対する恐怖症へと発展したのだが、この現象は行動主義者たちが「般化」と呼んでいるものである。

強化されない反応は通常消失するのだが、上述のようにして始まった恐怖症は長びく傾向がある。というのは、恐怖症を持つ人たちはたいてい、恐怖刺激への曝露を防ぐ特殊な種類の行動（回避）によって自らの恐怖に対処しているからである。このやり方は短期的には有効なよ

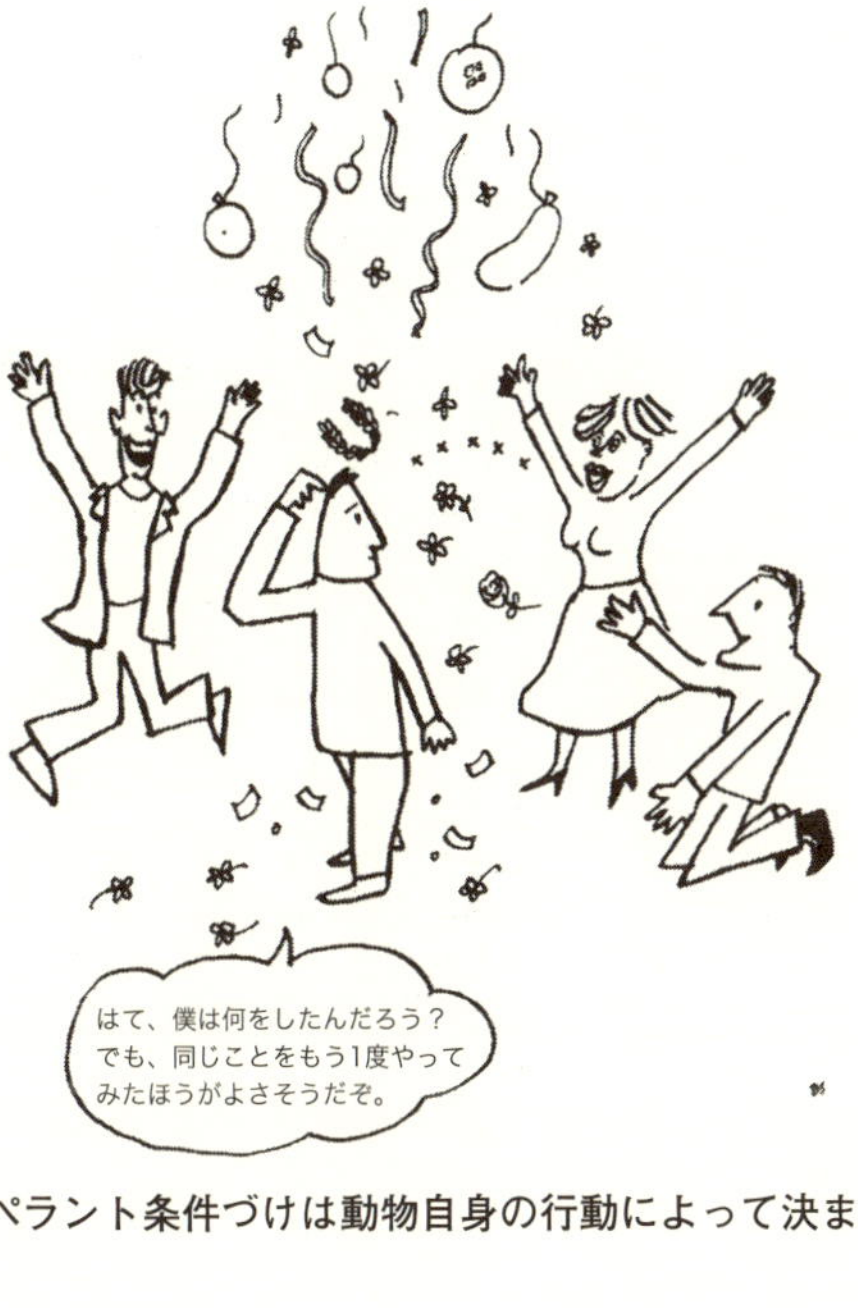
はて、僕は何をしたんだろう？
でも、同じことをもう1度やって
みたほうがよさそうだぞ。

「オペラント条件づけは動物自身の行動によって決まる」

うに見える（すなわち恐怖を減少させる）が、長期的には恐怖を強化することになりやすい。このことは非常に理にかなっている。すなわち、ある状況に置かれると不安になるという理由でその状況を避けるたびに、その状況は無害なのだということを自分自身に対して証明する方法が絶たれるため、自らその状況に結びつけた恐怖が増大するのである。

このようにして非適応的な反応パターンが定着していく。ワトソンの実験に登場した男の子は、実験環境下でラットを恐れるように条件づけられた。その後この男の子はラットを避けるようになり、恐怖が強化される。そして男の子は、毛で覆われた動物に出くわすたびに恐怖を感じて逃げ出す（条件づけられた回避反応）ようになるため、実験室で飼育されたラットは実は無害なのだということを知る機会が得られなくなるのである。

正常な反応を取り戻すには、非適応的な反応が適応的な行動パターンに置き換えられなければならない。そのためには恐怖反応を取り除くことが必要だが、そのやり方として、リラックスした状態で、恐怖を惹起する程度にしたがって入念に階層化された種々の刺激を想像したり、それに曝露されたりすることによって徐々に行う方法（系統的脱感作）と、回避できないようにすることで劇的な効果を期待する方法（フラッディング、あるいは「インプロージョン」）がある。恐怖刺激に徐々に曝露する際、脱感作とフラッディングを組み合わせることもできる。患者が、想像上ではなく実生活の中で治療プログラムを実行した場合（実生活内曝露）、治療効果が高まる。脱感作は、多くの点で恐怖症発症のプロセスを逆転したものである。深いリラックス状態において、イメージや実際の恐怖刺激が、毛で覆われた玩具、次にウサギ、最終的には生きているラット、といった順番で呈示される。この階層の中の最も簡単な段階が無事クリアできたら（すなわち玩具の呈示で恐怖心が起こらなければ）、同じやり方で次の段階が実行されることになる。

これらの治療法は、どれも学習理論に基づいており、ウォルピ[32]が初めて記述したのだが、彼は「逆制止」が重要な要素であると結論づけた。恐怖症の恐怖は、他の部分がリラックスしているときには制止されたのである。現在では脱感作との関連において逆制止が持ち出されることはめったにない。逆制止は神経学に由来する発想である。つまり、体のある筋肉が収縮するためには対立筋が弛緩（relax）しなければならず、これは神経系によって自動的に遂行される。しかし逆制止は、行動療法と同等のものというより、行動療法の類似物であるため、この用語は現在ではほとんど使用されない。それよりも、非適応的な恐怖症行動は脱感作によって「反対条件づけ」られる、とするほうがよい。フラッディングでは、恐怖症の人を、その人にとって最も不安になる状況に置き、そこから逃げられないようにする。恐怖を回避しても、その状況は危険であるという思い込みを強化することにしかならない、という治療原理を事前に説明しておく。回避が妨げられると、初めのうちはその人の不安のレベルが高まるものの、恐れている大変な結果は実際には起こらないということがわかってくるにつれ、不安は小さくなっていく。曝露療法では、患者は徐々に恐怖に立ち向かっていくよう促される。急に深い場所へと投げ落とされるのではなく、少しずつ水位を確かめながら、より深い場所へと着実に入っていくのであり、それとともに不安は消失していく。もちろん治療者は、恐怖症は不合理なものであるという考えを強化すること、そして、恐怖を助長しそうなものや、以前の恐怖に代わる新しい恐怖になりそうなものが実験状況の中に存在しないことを確かめておくことが重要である。

ラット恐怖症を脱感作しない方法の例として、ジョージ・オーウェルの著名な小説『1984』[*]のラストの部分に秀逸な描写が見られる。主人公ウィンストン・スミスは、「一〇一号室」――この恐ろしい場所では、洗脳という名前で以前から知られている手法によって、その人がとくに恐れているものにつけこみ、それが利用される――に行くことによって、異端な考えを根こそぎ「浄化」される。ウィンストンにはラット恐怖症があり、その恐怖症は、一〇一号室の尋問によって強化され、その後巧妙な反対条件づけによる解決策が提案される。ウィンストンは、これまでの観念を忘却し、国家の指導者である「ビッグ・ブラザー」が真理と知識の源であると信じることで自らの恐怖は完治する、ということを理解するに至る。ウィンストンがただ「ビッグ・ブラザーを愛している」と言うだけで、彼の反対条件づけは完了するのである。（イギリスの読者の方々なら、「『ビッグ・ブラザー』や『101号室』は見逃せない人気テレビ番組だから、もしかすると私たちはみな反対条件づけされているかもしれない」とおっしゃるであろうか）。

認知の要素の導入

行動主義は、一九一三年から一九六〇年にかけて多くのことを達成したが、視野が若干狭い感があった。「あらゆる行動はオペラント条件づけによって合理的に制御されている」ため「精神」などといったものは存在しない、というスキナーの見解は、行動の非常に重要な前段階——とくに思

＊訳注：邦訳は高橋和久訳『一九八四年』新訳版、二〇〇九、早川書房など

考過程――を見落としていると考えられるようになったのである。のちの認知行動モデルの中の認知の要素は、まず初めにアーロン・ティム・ベックが単独で発展させた。その先駆者がアルバート・エリスであり、彼は認知行動モデルの先駆けとなる論理情動療法（rational emotive therapy）を提唱したのだが、これは現在では行動の要素も取り入れたものへと発展している。(9) ベックは精神分析医としてトレーニングを受けたが、精神力動モデルは必要以上に時間がかかり、変化に焦点が当てられていないと感じられたため、このモデルに失望するようになった。ベックは、うつ病患者の夢の分析――内在する隠れた葛藤を見つけ出すための古典的な精神力動の手法であり、フロイトがいうところの「無意識への王道」――を求められたとき、分析理論が予測しているように、うつ病患者には怒りに満ちた混乱と苦悩が渦巻いていることを見いだせるものと思っていた。

ところが、実際にベックが見いだしたのは、うつ病患者の敵意は、うつ病以外の患者よりも小さいというエビデンスであった。さらにはっきりと気づいたのは、うつ病患者は自分自身の価値や対人関係、これまでに達成したことについて、明らかに事実に合わない非常に悲観的な見方をしており、そういったものも彼らの夢に現れている、ということだった。彼はその後、うつ病患者のこういったネガティブな見方について、それまで「うつ病の結果として起こっている症状」とされていたのを、「うつ病を生む認知の歪み」という考えへとシフトするという大きな進歩を遂げた。そして新しい手法が誕生した。こういった認知の歪みや思考の誤りを一つずつ吟味することで、うつ病患者を導いて以前の思考様式に戻し、その結果うつ病症状を軽減することができたのである。この治療法は、行動実験によって検証されることが多かったため、認知行動療法（しばしばＣＢＴと略される）として知られるようになった。

当初ＣＢＴはうつ病患者や不安障害患者に施行されていたが、(1・4・5)適用範囲が広がり、いまや統合失調症や双極性障害の治療を含め、精神科の非常に広汎な領域をカバーするようになっている。(15・20)このモデルの基本理念は単純である。すなわち、思考の誤りとそれが行動に及ぼす影響が精神疾患の発症・長期化の原因になっている、というものである。そこでルネ・デカルトの名言、cogito ergo sum（我思う、ゆえに我あり）をもじって「cogito perperam ergo insanio」（我誤って思う、ゆえに我に精神疾患あり）としてみると、これは認知行動モデルのことを言い表しているのではないか。

認知行動モデルの中心的理念

- 人が世界を見る見方は、その人の思考（認知）によって決定される
- 認知は、症状や行動、感じ方に影響を及ぼし、それによって精神疾患の主要な特徴にも影響を及ぼす
- 精神疾患が慢性化する原因は、絶えず起こる思考の誤りや、非適応的行動の強化にある
- 精神疾患における病状の大きな変化は、認知や行動の大きな変化と常に関連している

モデルを検証する

認知行動モデルの中心的理念は単純明快である。思考と行動は、私たち人間の核となる原動力であり、私たちの運命を左右する決定――これは、通常の状況では私たちを健康に保ってくれている――を行うのに役立っている、というものだ。このモデルにおける、認知が最も重要な役割を果たしているという観念は、一見奇妙なものに映る。認知モデルの擁護者たちは、精神疾患は「すべて

心の持ちようだ」、といっているのだろうか。病気の結果として思考に障害が起こるのは明らかである。それなら、いったい認知が病気の主要な原因たり得るのか。また、私たちが測定できるのは行動だけなのに、どうすれば私たちが認知に影響を及ぼしているということがわかるのか。

これらの疑問に答えるために、子どもの頃よく耳にする迷信を例にとってみよう。道路を横断する前に街灯柱に触る、というものである。子どもの頃にはこの種の迷信がたくさんあり、たとえば、行動と数字や日を結びつける（木曜日だけ入浴するなど）、歩道の「ますめ」上を歩く（つまり、ますめとますめの間の線を踏まないようにする）、大事な課題（運動会のかけっこなど）にとりかかる前にきまったことを確認したり、ある数まで指で数えたりする、といったものがそうである。道路を横断する前に街灯柱に触れるという場合に、どのようにして症状が起こってくるかを理解するのはたやすい。子どもは、道路を横断するときにはとくに注意するようにと教えられるのであり、このことは、幼い間は同伴者と一緒に横断する必要があるとして強調される。だから、道路の横断は危険度において他の多くのものより上にくるのであり、そういうものとして子どもたちに認識される。

横断する前に街灯柱に触ることで、不合理な安心感が得られる。すなわち子どもは、道路を横断するとき、何か魔術的な方法で危険から守られたと感じるのである。この段階までは、単純な行動学的説明によって理解できる。街灯柱に触るのは重要な行動なのだ。街灯柱がないと、子どもは動揺して不安になることが予想される。道路を横断するために回り道をしなくてはならないかもしれない。そうすると再び行動が変更されることになる。しかし、この一連の行動の主な原動力は迷信的思考なのであって、行動ではない。したがってどのような治療方法で行動を変化させたとしても、その迷信的思考が変化するまでは同じ行動が再び始まる危険がつきまとう。私たちがすべきは、横断前に街灯柱に触る合理的必要性などなく、安全に道路を渡れるかどうかを確かめる方法が他にあるということを子どもに教えてやることであり、それによって一つの（少し）非適応的な行動が適応的行動に置き換えられるのである。

この問題は、ここまでのところでは精神疾患と呼べるほど深刻ではないが、ちょっとしたことで精神疾患へと発展する可能性がある。街灯柱に触るという選択は、効き目のありそうなシンプルで魅力的な選択肢だが、街灯柱がないと役に立たないのは明らかで、極端な場合には（つまり街灯柱がない道路では）、まったく道路を横断できないことにもなりかねない。条件づけられた行動を消去する行動技法を持ち込むより、横断の際に安全を確保するための新しい方法——道路横断のリスクマネジメント――を導入するほうが効果的である（図４–１）。これには、道路を横断してよいかどうかを適切に比較検討するという、簡単に教えることができ、街灯柱に触るよりもはるかに信頼できる一連の認知的評価（交通規則がその例である）が含まれる。

実践場面で認知行動モデルが用いられている他の例

図４–１の例は、臨床実践の場でよく見られる種類のものではない。街灯柱に触る子どもたちが治療を求めて児童精神科クリニックに殺到しているわけではないのだから。しかし、臨床場面でよく見られる筋書きを検討してみると、街灯柱の例よりも深刻な問題を扱う際にも、この例の場合と非常に似通った方法を用いていることがわかる。行動の要素が重視されることもあれば、認知の要素が優先されることもあるが、この二つは常にセットで互いに補強し合う関係にある。ここからは、いくつかの典型的な症例と、それらが認知行動モデルを用いてどのように考察されているかを見ていくことにしよう。構成は他のモデルで用いたものと同じであり、治療者の解釈は**太字**で示されている。

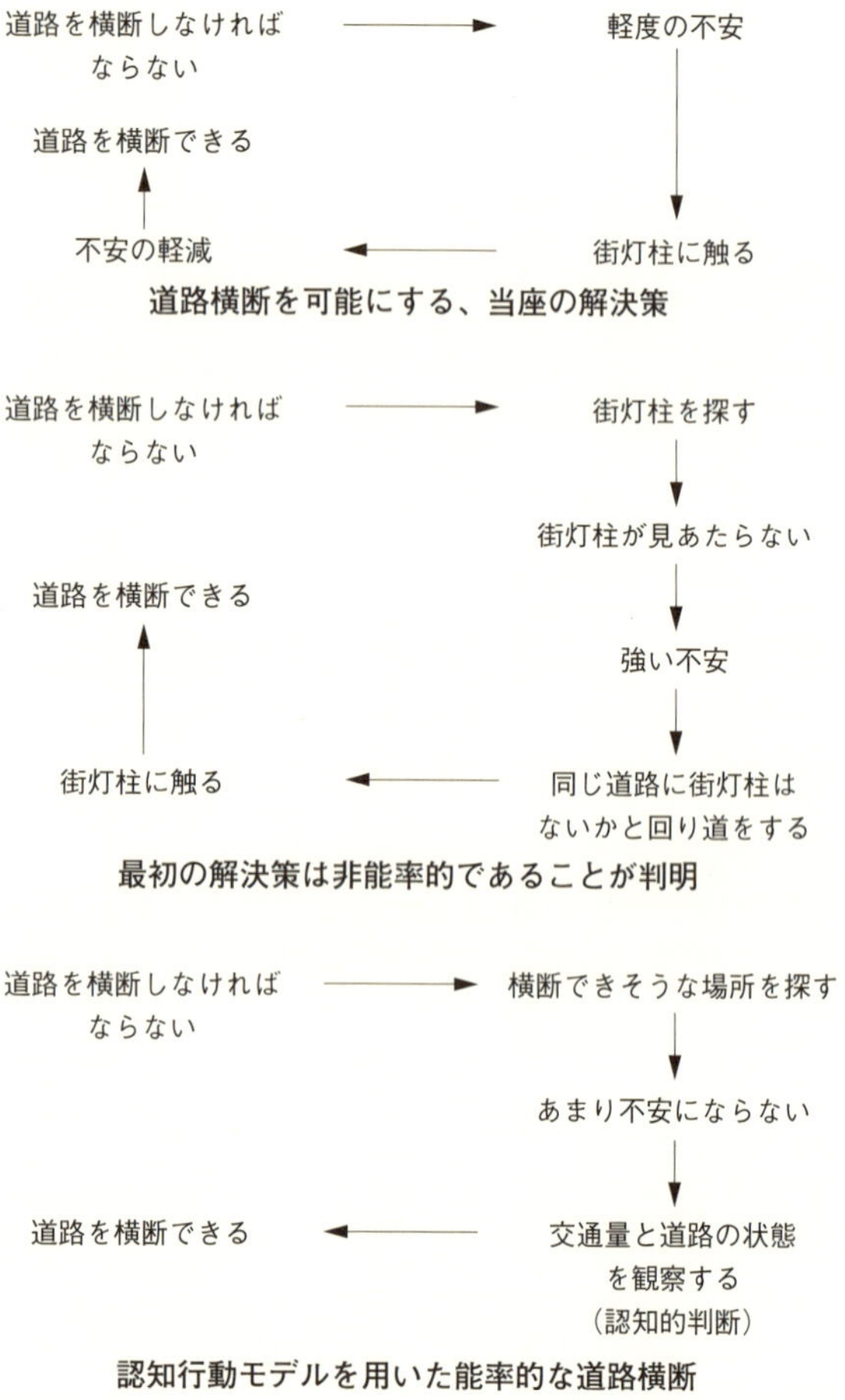

図4–1：街灯柱タッチを克服するための、道路横断に関する認知行動モデルの単純な例

不安が強い主婦のケース

病歴

◇現症

二十三歳、既婚女性。四カ月前に三十六歳の夫と結婚して以来、外出に対して不安や恐怖を感じるようになった、と述べる。症状が初めて現れたのは、新婚旅行から帰ってきてからとのこと。彼女と夫は、彼女が以前家族と暮らしていた実家から六十キロ以上離れた街に新しく購入した家に引っ越してきた。現在、彼女は一人で家から出るのを怖がっており、夫以外の人と一緒にいると落ち着かなくなる。

解釈：彼女には広場恐怖の症状があるが、この症状は夫がそばにいるときには消失している。夫が彼女を安心させ、不安を和らげている。不安なときに夫を求めること、外出を避けることは、彼女の二つの「安全探索行動（safety-seeking behaviours）[25]」である。この行動には、恐れている状況を避けること、恐ろしいと感じたときにその状況から逃避すること、すでに「危険な」状況にいるときにそれ以上の災厄を防ぐこと、が含まれる。

彼女はまた、一人で家にいるときに恐怖を感じることがある。自営の建設業者兼塗装職人である夫に対し、この半年の間にますます依存するようになってきた。夫は彼女の障害にとても寛容で、不安を軽減するために彼女を職場につれていき、彼女が買物に行くときには必ずついていく。彼女は何度も一人で出かけようと試みてきたが、決まってひどい発作やパニックに襲われるため、外出の目的を達成することができず、気絶しそうな思いをしている。現在では、一人でバスに乗ったりスーパーで買物したりすることを拒否している。

解釈：彼女は条件づけられた回避反応を示すようになっている。買物に行くと必ず恐ろしい思いをすると思っているため、そういった行動を避けている。外出を避けるたびに、彼女は「一人で家から出ると何か危険なことがある」という考えを強化しているのであり、そのため恐怖が強化されている。

夫はというと、必要なときにはいつも彼女に付き添うことをいとわない。夫はこういったことを快くやっているのだが、彼女は夫にそのようなお願いをしないといけないことに罪悪感を持っており、そういう自分の状況に対して夫がいらだっていると確信している。もはや夫に以前ほど親しみを感じていない。さらに悪いことに、彼女の性に対する関心は低下しており、冷感症のために夫婦の営みを完遂できないこともある。

解釈：これは二次的な現象である（もっとも精神分析家なら、広場恐怖を性的親密さに対する恐怖の象徴ととらえることが多いため、これを根本的な問題と考えるかもしれないが）。恐怖症状のため、ますます不安になり自信を喪失してきている。現在ではほとんどいつも緊張しており、家から出ることを考えるたびにパニックになる。恐怖が持続的に強化されることで恐怖症が重症化している。

この治療者はすでに、患者が知らず知らずのうちに深刻化させている非適応的症状・行動の一群を特定している。

◇家族歴・生活歴

母親は現在四十九歳。常に不安が強く、ずっと前から電車に乗ることを怖がっている。

解釈：患者は子どもの頃、母親のこういった状態に気がついていて、そういう恐れを理にかなった適切なものとみなすことによって、ある程度母親を手本にしていた（モデリング）のは、ほぼ確実であろう。彼女は二人姉妹の妹である。四歳上の姉は八年前に結婚したが、夫と不仲になり離婚の話が出ている。

父は陸軍将校であり、彼女が子どもの頃には転勤を繰り返していた。それによって彼女の学校教育は妨げられ、国内の別の地域に引っ越した後、転校先で短期間だが登校拒否になることが何度かあった。

解釈：これらは彼女が大人になってから発症した恐怖症状の最初の徴候であり、こういった徴候は十一歳頃現れることが多い。[29]登校拒否のうちの一回は二週間続き、その間はひどい頭痛があり、何度も嘔吐し、怠学補導教員を呼ばざるを得なくなっていた。

学校側の報告によると、学業成績は常に低く、学校での居心地がよくないようであった。友達はほとんどおらず、試験には一つも合格せず、十五歳で退学。

◇病前性格

もともと不安が強く内気で、友達を作るのが難しかった。数少ない友人とは非常に親密になり、そういった友人のことをとても頼りにする傾向があった。整然とした生活を好み、趣味は編み物やクロスワードパズル、テレビであった。タバコを一日十五本吸う。

解釈：このタイプの不安で臆病な性格は、非適応的な条件づけにつながりやすい。いったん行動パターンが定着すると断ち切るのは難しく、不安を生みやすい認知様式がおそらく長期間続いてきたものと思われる。

◇精神状態

外見と行動：しっかり化粧をしている若い女性。面接の間ずっと不安そうなようすで、頻繁に髪をなでつけたり、毛玉ともいえないような毛玉を洋服からむしりとったりしている。落ち着きがなく、まるで先の鈍い画鋲の上に座っているかのように面接の間じゅう何度となく座る場所を調整する。話し方：面接の間に緊張がほぐれてきてはいるものの、終始小声で早口に話す。性的な問題には触れたがらないが、恐怖症状については好んで長々と話し、この症状が自分のあらゆる問題の原因だと主張する。

解釈：これは正しい解釈だ。恐怖症状が治療されればもっと安心できるだろうし、性的問題も解決するであろう。力動的な治療者ならさらに質問を続けてこの問題に探りを入れ、彼女の症状との関連――そのような関連が正当なものかどうかは知らないが――を見いだそうとするかもしれない。

この状態に対する公式の診断は明らかに広場恐怖であり、恐れている状況でのパニック発作を伴っている。治療は、認知と行動を変化させるアプローチを組み合わせるのがいいだろう。認知の要素が示しているのは、この広場恐怖の患者は恐怖や危険を感じる閾値が非常に低いということだ。彼女は、街中でパニック発作に襲われているとき、身体的ないし社会的な危険に脅かされていると信じこんでいる。この恐れは他の人にとっては不合理なものである、ということは問題ではない。不安の体験が強烈で耐えがたいものであるためには現実の脅威が存在しなくてはいけない、というわけではないのだ。認知療法では、この現象を理解することは、パニック発作に襲われ、今にもおかしくなってしまいそうに感じている人に対し、「心配する必要はない」と言って表面的に安心させようとするのは無意味である、ということを患者に気づかせるうえで最初の段階になる。この患者は、パニック発作の最中に今にもおかしくなりそうだと信じている点で認知の誤りを犯しているのだが、一方で彼女の体験は、本当に意識を失いかけている人の体験と非常に似通ったものかもしれないのである。

治療における行動の要素は、すでに述べたやり方にしたがって、恐れている状況に少しずつ曝露していくことで条件づけられた回避反応を消去する、ということになるであろう。この治療法の中には、どれくらい進歩したかをテストするための課題や行動実験をほとんど必要としないものもある[24]。したがって、たとえばこの広場恐怖の患者は、パニックの感覚と心臓発作が今にも起こりそうという感覚とを結びつけている悪循環を断ち切ることによってパニック克服への第一段階をクリアした後、自らの不安のパターンを調べる（「固有の指紋」を作成する）目的で不安な感情を日記につけるよう指示される。彼女は自分の不安に一定のパターンなどないだろうと思い込んでいるが、日記をつけた結果、きまって午後の遅い時間、夫が仕事を終えて帰宅する一時間前頃から不安が軽減していくことが明らかになった。この理由についてては想像の域を出ないが、実践の場では、午後四時に一人でスーパーに出かけることは、この時間が恐怖刺激への曝露に好ましいという可能性を試してみるための有用な実験になる。

精神力動的治療では、多くの事柄が治療場面での転移や逆転移に帰される。こういったものは認知行動モデルではさほど重要ではなく、コンピュータ端末を使用して対話形式で行った認知行動療法がうまくいったこと[21]からもそれが明らかである。治療プログラムが進歩するにつれて、認知行動療法を行う際にこの方法が好んで用いられるようになるかもしれない。

心気症的な抑うつ状態のケース

先ほどの不安が強い主婦には明らかな行動の問題、すなわち広場恐怖があり、これには認知行動モデルが適切であると一般に認識されている。次に、抑うつと心気症（健康への不安）を主徴とした、もっと複雑な問題をみてみよう。

病歴

◇現症

二十九歳女性。不安や抑うつ症状が繰り返し起こり、そういった症状は健康への過度のこだわりによって複雑化されているため、一般開業医から精神科医に紹介される。紹介状の一部には次のように書かれている。「この方は、心臓発作が起きているといって夜に当院を受診したり、深夜に救急病院を受診したりすることが頻繁にあります。どの検査も正常で心疾患の疑いはないと伝えてきたのですが、信用しません。私にはこれ以上どうすることもできませんし、本人も私に不満を持っています。最近ますます抑うつ的になっていて、『こんな気持ちのまま生きていくことはできない』と訴えます。現在とくに気がかりなのは、『この苦しみに終わりがくるという望みがないなら、自殺したい』と脅すようになったことです」。

解釈：彼女は発作を心臓病と誤解しているが、説明のつかない症状が続いているため自らの考えが強化されている。彼女が抑うつ状態を呈しているのも無理はない。

◇現病歴

九カ月前までは元気に過ごしていた。忙しい一日が終わって家でゆっくりしていたとき、突然動悸と発汗の発作に襲われた。この発作の最中に彼女は、このまま意識を失ってしまうのだと確信し、心臓発作が起きているのではないかと思った。かかりつけ医を呼んだところ、医師は三十分以内に到着して彼女を診察したが、どこにも異常は見られなかった。彼女は、このときすでに発作から回復していたため、とくに問題が見られないという医師の説明に驚くこともなく、その言葉に安心した。四日後、職場（銀行で上級秘書として勤務）でパソコンに向かっているときにまた発作が起きた。初回の発作と同様の動悸・発汗があり、それから約五分後に自分がおかしくなってしまいそうだと感じはじめたのだが、このとき彼女は、医師が間違っていたのにちがいない、やはり心臓発作が起きているのだという確信を持った。職場の同僚たちは皆、このような状態の彼女を見て、何か深刻な問題があるにちがいないという意見であった。ただちに産業看護師が彼女を診て、地域の救急病院に搬送した。その病院では、複数の医師による詳細な診察と、心電図をはじめとする多くの検査を受けた。その結果、心雑音が認められ、後日循環器科で精密検査を受けるようにと言い渡された。

解釈：心臓に異常があるかもしれないという彼女自身の疑いは、同僚や産業看護師によって強化され、今では自分が最初に思ったことは正しかったのだと確信している。

◇さらなる進展

精密検査で心臓に異常がないことが確認され、彼女は再び安心した。だが、週四回の割合で発作が起きるようになった現在では、医師たちが間違っていたにちがいないと確信するに至っている。発作がいつ起きるかは彼女自身にも予測できず、ストレスが発作に関係しているかもしれない、というかかりつけ医の言葉に腹を立てた。さまざまな状況で――多くは椅子に座ってリラックスしているときに――前触れなく発作が起こるということははっきりしていた。最近では肋骨の下のほうに痛みを感じるようになり、それによって心臓病にかかっているという考えがいっそう強まった。

解釈：彼女の症状には説明が与えられておらず、「ストレス」との関連を持ち出されたところで、それは何ら説明になっていない。結果、彼女は肋骨の痛みのほうに発作との関連を見いだすようになり、心臓病にかかっているという考えが強化されている。

◇最初の治療

かかりつけ医は、カウンセリング目的で実践看護師に紹介することを提案したが、彼女は腹を立てて拒絶し、いっこうによくならない自分の問題は心理的なものではないと言い張った。しかし発作はその後も続き、彼女の気力は失われて抑うつ的になった。未来が見えず、ともかくそれで「問題が解決する」なら発作で死んでしまってもいい、と思うことも出てきた。発作が頻発しているときには生きている意味を見いだせなくなり、しょっちゅうかかりつけ医を受診していることに対する罪悪感にさいなまれるようになった。彼女がかかりつけ医に「私は先生の診療の負担になっていますよね、私なんて死んでしまったほうがいいのではないでしょうか」と漏らしたとき、この医師は危険を感じ、精神科医を受診するよう説得した。

解釈：彼女はいまや顕著な抑うつ状態を呈しており、自分の症状についてまたもや誤解しているが、こういった誤解は認知行動モデルでは想定内のものである。今こそ彼女の思考と行動を変えるべく認知行動モデルを建設的な形で用いるときである。

◇認知モデルを用いた治療

このモデルが実践場面でどのように作用するかを説明するためには、認知療法家と患者との間のやりとりを逐語的に記録することが役に立つ。彼女はひどくふさぎこんだようすでクリニックの診察室に入ってきた。抑うつ状態にあるのは明らかであった。

患者：「お忙しいところすみません。かかりつけの先生から、こちらで診てもらうようにと強く言われましたので。でも、こちらでも同じことになりそうです。先生も、悪いところを見つけられなくて、何ともないですよとおっしゃるんです。とにかく、私なんか救う価値がないんです」

治療者：「あなたに救う価値がないとしたら、どうして主治医の先生があなたをここに紹介したと思うのですか」

患者：「ただ私を厄介払いしたかっただけです。友達だって同じです。みんなもう私とは話したくないんです。私、すごく邪魔な人間ですから。みんな、自分の人生から私なんか消えてほしいと思っているんです」

治療者：「そう思われるのはどうしてですか」

患者：「みんなが私から遠ざかっていったからです。私と話すことをできるだけ避けてるんです。私が不治の病にかかっていることを知っているから、私といると気まずいんだと思います」
治療者：「不治の病にかかっていると思われるのはどうしてですか？」
患者：「ドキドキして汗をかく発作があって、それは心臓発作なんですが、誰も信じてくれないんです」
治療者：「お気持ちはわかります。しかし、ドキドキして汗をかく発作の原因が他にも考えられないか、少しお調べしてもよろしいでしょうか。もしあなたに双子の妹さんがいて、その妹さんがあなたのところにやってきて「ドキドキして汗をかくんだけど」と言ったとすると、心臓発作の他にどんな原因が考えられますか」
患者：「ええと、私には実際に妹がいて、汗をかく発作と動悸がたまにあるんですが、妹は糖尿病ですから」
治療者：「なるほど、そうですね。糖尿病がありますね。他にはどんな可能性がありますか？」
患者：「息子はお気に入りのレスター・シティ*の試合をテレビで観ているときにそんな感じに

＊訳注：イングランド、レスターシャー州、レスターに本拠地を置くサッカーのクラブチーム

なっているんじゃないかしら。レスター・シティがゴールを入れられるとすごく興奮してくるんです。まるで世界の終わりのような感じです」
治療者：「そうすると、試合を観ているときのストレスでも同じ症状が起きるわけですね」
患者：「ええ。おじのロンにも以前動悸がありました。鉱山で働いていたのですが、何とかいう肺の病気になりまして……じんぱい、でしたっけ。それに、姉は食べ物に入っているあの変な小魚を食べるといつも汗びっしょりになるんです。何という名前だったかしら、えーっと……アンチョビです。姉はアンチョビアレルギーなんです」
治療者：「はい、ずいぶん多くの可能性が出ましたね。このあたりで少し手伝っていただきたいことがあるのです。あなたが私の立場になって、これから数日のうちに百人の患者さんが動悸と発汗で診察を受けにきたとしてみてください。そうしますと、あなたの経験からいくと、糖尿病の人もいるかもしれませんし、心臓発作の人もいるかもしれませんし、ストレスフルな状況の人もいるでしょうし、アレルギー反応を起こしている人もいるかもしれませんね」
患者：「ええ。でも、私はもちろん専門家ではありませんから」

治療者：「それでは、今挙げた五つの原因について、それぞれの患者さんがどのくらいいそうか、一緒に考えてみてもらえませんか。いちばん多そうなものから始めてほしいのです」

（治療者は、患者が答えたとおりにおおよその割合を示す図を描く。図4－2参照。）

治療者：「はい、できました。この結果は私にはとても希望が持てるものです。動悸と発汗でここにやって来る人の十人に一人も心臓発作の人はいないようです。そうなると私の仕事は思っていたより大変ではなさそうですから」

認知行動モデルと他のモデルとの根本的な相違点

認知行動モデルと他のモデルとの重要な違いを理解するためには、ともかくこの会話をもう一度じっくり吟味してみる必要がある。患者と治療者のやりとりが面接の経過の中で変化してきていることに気づかれるであろう。彼女は最初、この治療者が尋ねてくる質問はどうせ無意味なものであり、「とくに悪いところはありませんよ」といううわべの保証（と彼女が考えているもの）が待っているだけだろうと思っていた。面接が終わる頃には彼女は、動悸と発汗のある人たちのほとんど

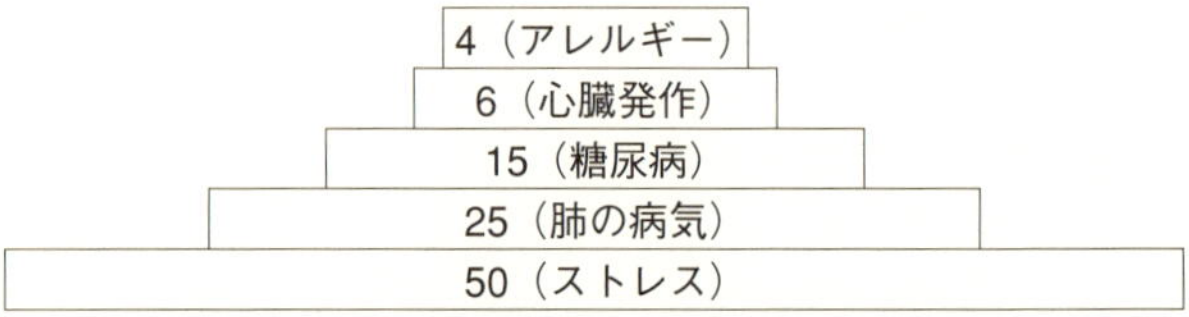
4（アレルギー）
6（心臓発作）
15（糖尿病）
25（肺の病気）
50（ストレス）

図4–2：患者の考えた、動機と発汗の原因
（患者が100人やってきたとした場合の内訳）

は心臓発作ではなさそうだ、ということを治療者が信じるための手助けをしている（ただし、おそらく彼女自身はまだ信じていない）。

認知行動モデルが治療に用いられる際、この種のやりとりが非常によく見られる。この例は、患者の（そして治療者自身の）信念に穏やかに探りを入れ、徐々にその信念を一般的なものへと変化させていく、という「実証的根拠に基づいた臨床介入[23]」の好例である。続いて行われる治療では、彼女の問題に影響を及ぼしはじめているうつ症状を調べることがおそらく必要になり、先ほどと同じアプローチがとられるであろう。

誰も自分のことなど心配していない（そうではないという証拠があるのに）という思い込みは、問題として扱われるべき抑うつ的認知である。疾患モデルの支持者にとっては、このような抑うつ的思考は、うつ病の背後に存在する生化学的異常の直接的な結果である。だが認知療法家には、こういった思考は明らかにうつ病の増悪（より一般的には、うつ病の発症や慢性化）につながるものとみなされる。治療者は、患者に反論するのではなく（反論するやり方は彼女がうつ病を発症した当初からことごとく失敗に終わってきた）、実際に起きていることは何なのかを検討し、それによって自分は嫌われているとか無視されているなどといった患者の思い込みを直接問題にする。この患者は、認知療法家との議論の中でかかりつけ医の対応について話すとき、同じようなネガティブな思考パターンを何度も繰り返した。彼女は、自分の体にとくに悪いところはないというかかりつけ医の説明を、自分自身の感情に対するにべもない否定と受け取っていたのである。「先生は『どこも悪くない』の一点張りだったんです。でも発作のときにどんな具合だったか、私にはわかっていました。気分が悪くなったと思ったら発作が起きていたんですが、そんなことは以前にはありませんでした。だからどこかがおかしくなったにちがいないんです」と。彼女の抑うつ的思考はさらに強まり、かかりつけ医が身体の健康について安心させようとしたのを、迷惑な存在になっている自分を診療所から追い払いたいと思っている、と解釈するまでになった。初めのうちは誤診されたと思ってこの医師を責めていたが、その後自分を責めるようになった。（この理由の一つは、抑うつ状態が悪化するにつれてパニック発作が消失してきたことにある。そのため彼女は、ひょっとすると発作のときに起こる症状は最初に自分が思っていたほど「本当の」ものではなかったのかもしれない、もしかすると責められるべきは医師に迷惑をかけた自分なのかもしれない、と思ったのである)。

ここで取り上げた二つのケースから、認知行動モデルでは症状や行動は治療の基本要素であり、そのため治療者はそういったものに本当の意味で関心を持っている、ということがわかる。自分の病気の症状を話す人ほどうんざりするものはない、という感情が一般に存在する。つまり、聞いている側は誰も好んでそんな話を聞いているわけではなく、自らの愚痴をぶちまける機会を今か今かと窺いながら聞いているだけだ、というのである。そこで、認知行動療法の世界では聞き手は本当に聞きたくて聞いている、ということを思い出していただく必要があるかもしれない。彼らはどんな症状も洗いざらい知りたいのであり、そういった症状に関連した信念や思考に関してはとくにそうである。それは、こういったものは理解の助けになり、治療のどこかの時点で役に立ってくれるだろうからである。

他のモデルでは、症状や行動は、評価・治療のプロセスにおいて最も重要なものとはされていない。そういったものは、疾患モデルでは診断をつけるための道しるべにすぎないし、精神力動モデルでは象徴的手がかりである（広場恐怖症状や冷感症の存在は、夢分析家には性交への嫌悪を象徴するものと理解される)。社会モデルでは、実際には社会的な原因があるのに医学的な疾患としてラベリングされているものとして、症状・行動に検討を加える。一方、認知行動モデルは非常に応用性の高いモデルであり、すでに述べてきた疾患に加え、摂食障害[12]、パーソナリティ障害[2・7]、アルコール・薬物乱用、睡眠障害やその他の生理機能の問題、夫婦間の問題[26]にも適用され、うまくいってきた。これらの問題へのアプローチの仕方については、このモデルの一般原則から明らかであろう。たとえば、「自分の体は太っていて醜い」というのが最大の関心事になっている拒食症の女の子、親密な関係が壊れ続けているのを必ず他の誰かのせいにしているパーソナリティ障害患者、落ち込んでいるときはいつも酒が持ち上げてくれると考えているアルコール中毒患者、一睡もできない日々が続いていて永久の不眠で死んでしまうのではないかと感じている不眠症患者らは、みな似たような非適応的思考を有している。そういった不合理な思考を適応的で適切な合理的思考に置き換えるのは容易ではないが、認知療法という協働的・実証的アプローチはそれを可能にするのである。

　わかりやすいたとえを用いるなら、数頭の馬が馬車をひいているところを想像していただきたい。通常は御者が制御しているため馬たちは穏やかで、御者の命令で小走りになったり全速力になったりする。しかし、上記のような疾患を持った馬は制御不能である。御者にできることといえば、回避行動をとるよう乗客に警告したり、馬や乗客が重症を負う前に馬が正気に戻ってくれることを願ったりするくらいである。認知療法家はいってみれば馬のそばを並走している騎手であり、馬を落ち着かせ、馬やその周囲の人たちにとってより快適でまともな別の走り方を馬が見つける手助けをすることで、馬が最終的に御者の（適応的な）制御下に置かれるようにするのである。

認知行動モデルのその他の応用

先の恐怖症患者は反対条件づけによって治療されたが、古典的条件づけやオペラント条件づけも治療に用いられる。古典的条件づけの最もわかりやすい形が嫌悪療法である。たとえば、アルコール中毒患者が絶えず大量に飲酒してい

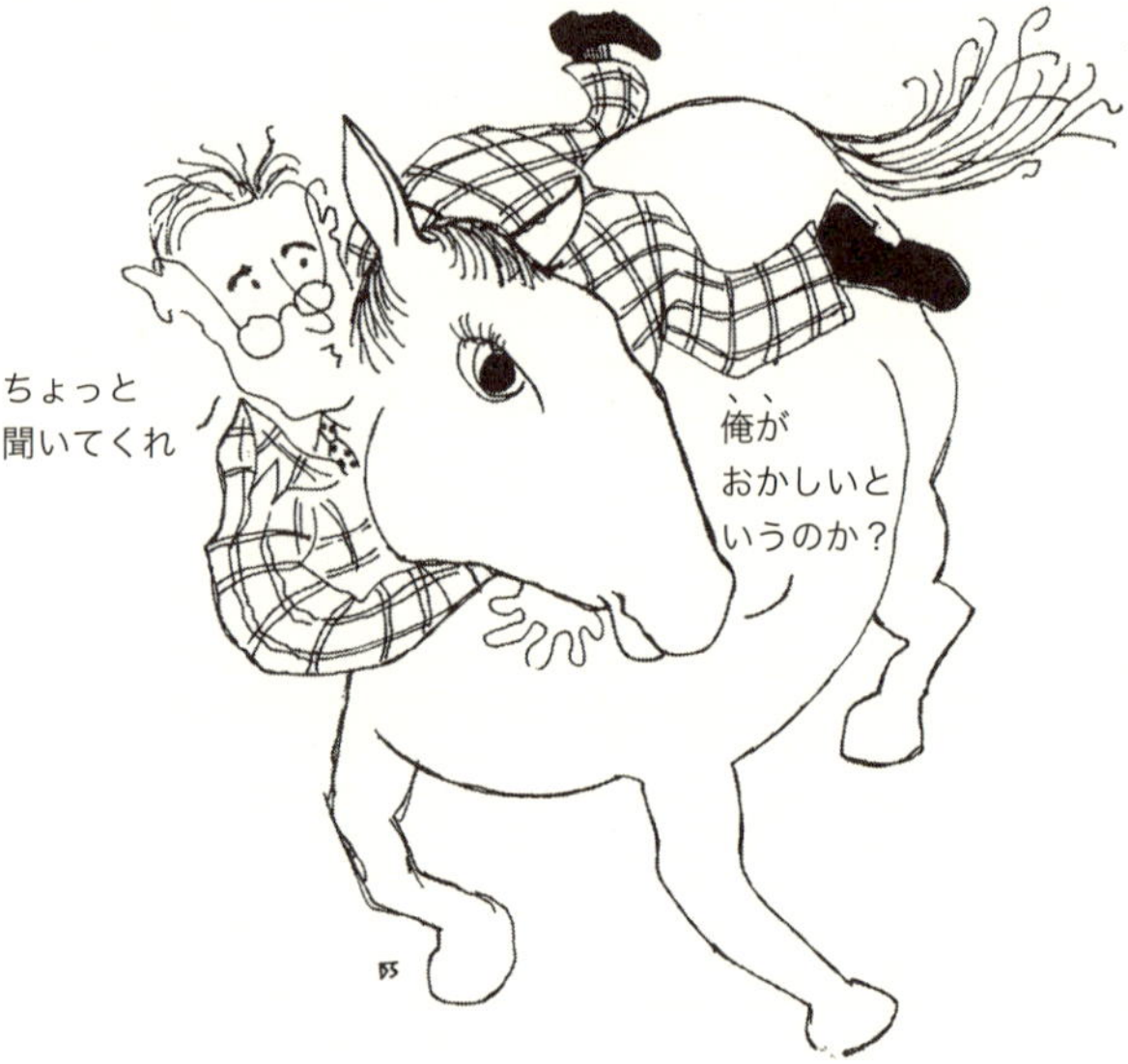
ちょっと
聞いてくれ
俺が
おかしいと
いうのか？

るのは、（依存によって）さらなる飲酒につながり、[14] 生活への支障が大きくなる、という点で非適応的である。あいにく、飲酒直後に現れる効果はたいてい気持ちのよいものであるのに対し、アルコール乱用の害は後になって起こってくる。したがって、条件づけの原理に基づくと、飲酒行動は強化されやすいことになる。ここでの非適応的な反応は「酒は体にいい」というものであり、なるほど短期的にはアルコールが人生の問題の多くを解決してくれるように思われる。嫌悪療法では、非常に不快な刺激－反応パターンが、強化されている非適応的パターンにできるだけ近いものになるようにし、この二つがリンクするよう期待する。もしリンクすれば、飲酒は、以前の気持ちよさを上回る不快な感覚と関連づけられるようになる。

アルコール乱用の嫌悪療法の中で最もよく誘発される嫌悪反応は、嘔吐である。嘔吐を惹起する注射薬や経口薬（アポモルフィンやエメチン）が投与され、その直後に飲酒する。するとその不幸な患者は、悪心や嘔吐、めまい、気持ちの悪さを次々と味わうことになる。一連の手続きに対して真正なる治療であるという雰囲気を与えるために、この飲酒は柔らかい光と音楽に包まれた、快適でくつろいだ環境で行われる。しかし、嘔気と嘔吐が始まるやスタッフの態度は変わり、患者は自らが招いたみすぼらしい体たらくを厳しく叱責される。それはこの患者が飲酒をやめない限り続けられる。部外者がその場面を見て、この治療はサディスティックで残虐であり、その犠牲者に屈辱を与えようとしているだけだ、と考えたとしても無理のないことかもしれない。初めて見たときにこういった反応が起こるのは理解できるが、このアルコール依存症患者は説明を受けたうえで治療を受けていて、スタッフの行動は最終的には患者の利益のために嫌悪反応を最大限に強化することを意図したものである、ということを知ると、そういった非難は消失するであろう。それにこの治療は、負の強化をもたらしながらも嘔吐を起こさないような形に修正することができる[6]。弁証法的行動療法（dialectical behaviour therapy）という、付加的な要素を持つ高度に構造化された形態

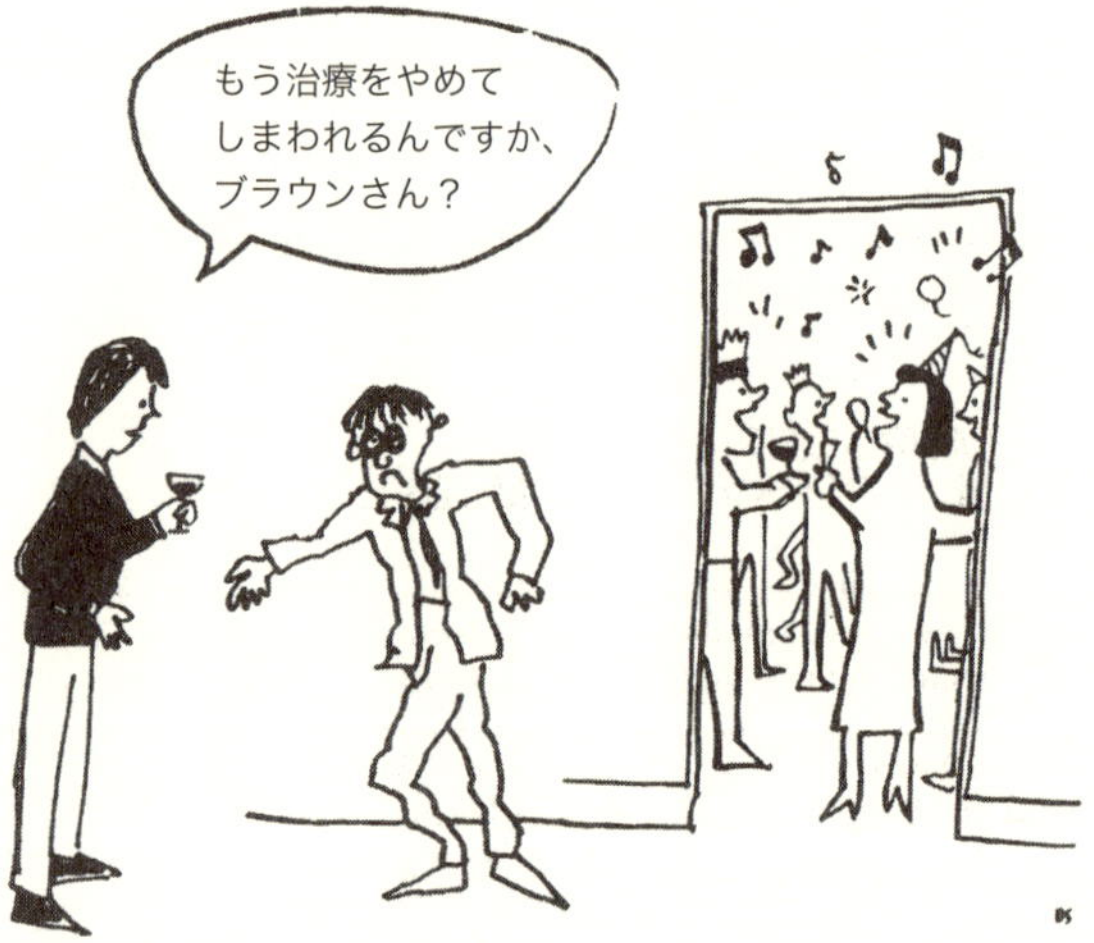
もう治療をやめて
しまわれるんですか、
ブラウンさん？

「一連の手続きに対して真正なる治療であるという雰囲気を与えるために…」

の認知行動療法も、アルコール・薬物乱用患者の治療に使用できるよう修正されてきている。[16]

認知行動モデルはまた、知的障害を持つ子どもたちにも広く用いられている。そういったハンディキャップを持った子どもは、他者の助けを借りずに食事をするといったような行動が困難になることが多い。以前は、自立した食事摂取（またはそれに類した、知的に正常な子どもにとっては立ち止まって考えてみることもないような行動）ができないことは、知的ハンディキャップの中核的要素と考えられていた。現在私たちは、このような子どもたちの多くはもっと自立できる可能性を持っていることを知っている。実証的根拠に基づいた介入と単純な強化の組み合わせによって、そういった治療を行わなければ眠ったままになっていたかもしれない能力を最大限に引き出せる可能性があるのだ。しかし、これはそれほど簡単ではない。能力の劣る子どもに向ける注意は、出来のよい子どもに向ける注意よりどうしても多くなりがちであるし、注意は強力な強化刺激になってしまうからである。他のタイプの異常行動、とくに破壊的な行動に対しては、さらに強力な嫌悪刺激が用いられる場合もある。

学習理論や認知療法のトレーニングを十分積んだ治療者は、あらゆる種類の異常行動に対する治療プログラムを作ることができる。評価の第一段階は、そのような行動を誘発している要因があるかどうか、そして、その行動は予測可能かどうかを調べることである（行動分析あるいは機能分析）。次に、その行動を増やしたり減らしたりする反応（正の強化子と負の強化子）を検討するのだが、優れた行動修正プログラムにはこれらの強化子がだいたい同数ずつ含まれているはずである。行動主義者は罰を与えるのが趣味だ、というのは作り話であり、報酬を与えるほうがはるかに好きなのである。認知行動療法のプログラムが作られると、クライアントに関係するあらゆる人たち（親も、子どもも、看護師も、医師も）が集まって、それをどのように実行していくべきかについて意見を出し合い、合意に達する。治療にかかわる人たちの間に不協和音が生まれると治療効果が激減するため、こういった話し合いは重要である。

認知行動モデルへの批判、そしてそれに対する反論

認知行動モデルを批判する人たちは、その適用範囲と価値についての主張がゆきすぎていると感じている。彼らはこのモデルに対し、何重にもメッキされた難解な用語を使って「あなたがしていることをもう少しよく考えなさい」（認知の要素）とか、「冷静に行動しなさい」（行動の要素）な

ど患者に伝える、かなりトリッキーな方法であるという見方をしている。症状と行動が精神疾患の本質である、という主張は精神力動モデルの擁護者をとりわけいらだたせる。力動精神療法家の目に行動として映っているものは、意識と無意識の両方を伴った一連の複雑なプロセスの最終産物にすぎない。行動の異常は病気と同義である、という主張はこういった要因をすべて無視しているのだ。自殺を企て、車で断崖絶壁へと向かい、そこから飛び降りる男性は、人生の最後の瞬間にのみ異常行動を示したわけだが、自殺へと至る心的プロセスは、その行動の何週間・何カ月も前から始まっていたのである。飛び降り自殺が、かりに一時的な正の強化によって防げたとしても、あるいは絶望を標的とした認知の矢によって遅らせることができたとしても、根本的な葛藤が解決されていなければ、自殺行動は形を変えて再び繰り返されるだけであろう。さらに、適切な認知に結びついた行動主義というのは、ベートーヴェン、シェークスピア、レオナルド・ダ・ヴィンチ、ミケランジェロなどのような創造的天才を説明するのにまったくもって不十分である。彼らの作品は条件反射・無条件反射や「絶妙に配置された」正・負の強化といったものの最終産物にすぎない、などといって、それ以外の部分では私たちはみな同じ能力を持っているかのように主張するのは馬鹿げている。

認知行動療法家は、こういった非難を認めたうえで、認知行動モデルは人間の営み全体に対する処方箋ではなく、非適応的な思考や機能状態のみを扱うモデルである、と応じる。適応的な機能状態の形はきわめて多種多様であるのに対し、非適応的な機能状態は決まった型にはまりやすい。行動療法の原理はどれも自明であり特別な知識をまったく必要としない、というバーナード・ショーのような批判には、容易に切り返す方法がある。すなわち、問題に対処する方法として常識的とされているものの中には、非適応的な学習につながるような非常に不適切なものがたくさんある。子どもがほんの少しでも苦しそうなようすを見せると必ずそばにいって抱きしめる母親は、注意を惹こうとする反応パターンの形成を促進しているようなものである。不機嫌になるといつも抱きしめられている子どもは、そういった行動を操作的に用いるよ

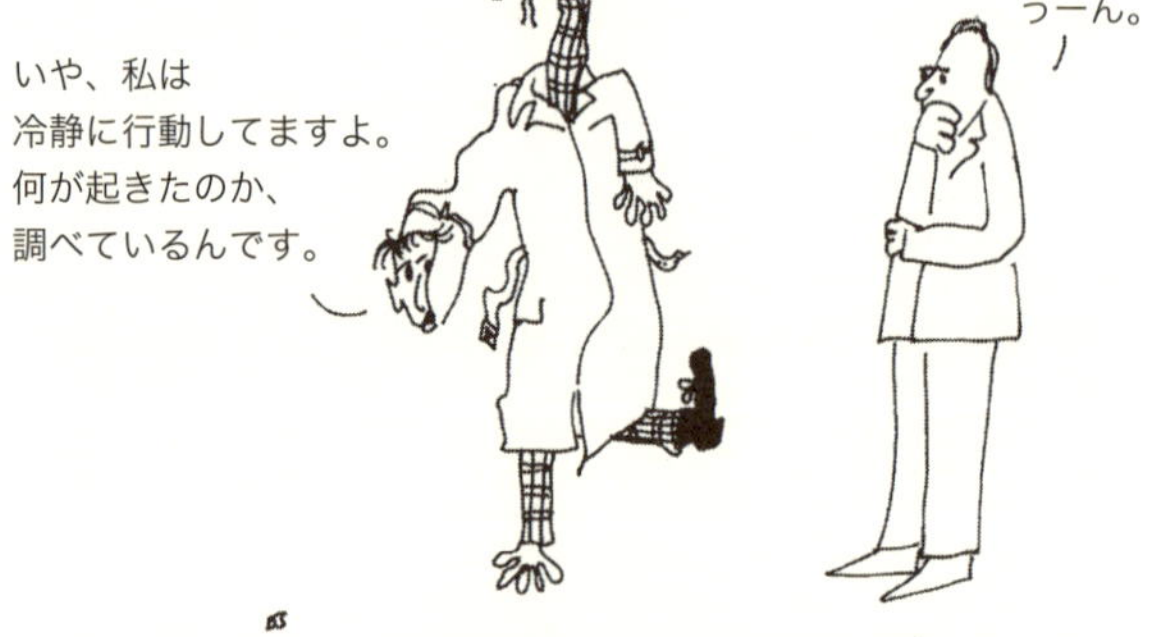
いや、私は
冷静に行動してますよ。
何が起きたのか、
調べているんです。
うーん。

「『冷静に行動しなさい』」

うになるかもしれないし、過度に依存的でベタベタするようになるかもしれない。

他人の家で泥棒を働いているときに現行犯逮捕された男は、ただちに罰せられるわけではない。通常、この男は裁判所に出廷し、保釈される。何週間も経ってから裁判にかけられ、その結果刑務所行きになるかもしれない。投獄という負の強化は時間的に犯罪と大きく切り離されるのであり、後になって生じてくる無条件反応というのは弱いものであることを私たちは学習理論から知っている。だが、この泥棒が捕まらなかったらどうなるだろうか。盗んだ物を持って逃げたまさにそのときに正の強化が起こるのだから、けちな盗みが生活手段になることは想像に難くない。そうすると私たちは、「善悪の区別を学べない」矯正不能のごろつきのような窃盗常習犯を育てていることになる。もちろんそのような人たちも正しく学習する能力を十分持っているのだが、それが効果を発揮するためには報酬と罰との関係を変える必要があるのである。

認知行動モデルが発展するにつれて、単純なパヴロフの条件づけや非機能的思考の修正・矯正とはずいぶんかけ離れた、もっと複雑な技法が導入されてきている。すでに触れたモデリングは、クライアントに理想的な行動様式を示す（たとえば、落ち着いて歯科治療を受けている患者の映像を見せる）ものであり、シェイピングは、要求された反応に順次近づいていくよう強化を行うものである。より複雑な信念体系――スキーマ(33)――は、単独の思考に比べて変化させるのが難しく、認知行動モデルをさまざまな形に改変する必要がある。一見独自のものに見える私たちの複雑な行動は、一定の確立した法則にしたがう小さな単位の行動の数々によって構成されているのであり、この事実にあらがうことはできない。このことは、私たちの誰もが根底に二重らせん構造のDNA分子という同一の基本構造単位を持っている、というのと何ら変わらない。どうしてDNAの話には誰も異議を唱えないのに、認知行動理論における過度の単純化となると饒舌に持論を展開するのか、という問題に合理的な説明を与えることは不可能である。

認知行動モデルは、多くの点で疾患モデルとも折り合いが悪い。認知行動モデルでは、病者役割は、心理的な不調(たとえば健康不安)の多くにとって不適切であり、ハンディキャップの原因になっている、と考えることが多い。さらに悪いことに、病者役割は新しい病気(つまり医原性疾患)を作り出すこともある。受動的な役割を選択することで、患者は医学モデルから恩恵を受ける。患者は、ろくろの上の粘土の塊さながらに、医師が選んだ鋳型に当てはめられるのである。この鋳型は正しいこともあればまったく見当違いのこともあるが、医師はただひたすらに器質志向で、その狭い視野からは病気しか認識できないため、どちらかというと後者のことのほうが多いようである。

この粘土の患者は新しい鋳型をまとって社会に戻されるのだが、なおフィットしないことに気づいて病院に逆戻りする。こうして入院と再発のサイクルが始まり（精神科入院患者の約半数は再入院する）、これは、医師と患者のどちらかが疲れきってやめてしまうまで続くことになる。

もし医師が侮辱や軽蔑を引き起こす専門家であったとしたら、医師が行う処置は恩恵にはならないのであろうが、現状ではそういった処置はすべて病者役割に正の強化を与えている。こうして自立していた人が受身の患者になる。自分の運命を自ら決定していく力は診察や再発のたびにしだいにそがれていき、最終的にはもはや独力で考えたり行動したりしなくなる。これが行き着くところは――現在では比較的まれにはなったが――慢性入院患者に見られる、型にはめられた制度的行動である。この状態は、自らに起こる出来事が他者によって決定されてしまうような状況に置かれた動物でも再現されている。これは、今では学習性無力感と呼ばれることの多い、無感情の惨めな状態である。疾患モデルにしたがう医師は、知らず知らずのうちに無力感を強くさせて、新しい「病気」が生まれるのを助長している場合があるのだ。

医学における上下関係は、もともと行動療法家には合わない。認知行動モデルでは権威主義的なやり方を用いる必要がないのである。必要なスキルを持っている人が治療のまとめ役になる。プログラムの実行には、チーム内の他のスタッフもかかわる場合がある（とりわけトレーニングを受けた看護師は不可欠であることが多い）。治療者と被治療者の間に交わされる治療契約は、上下関係が存在するところからは生まれてこない。現時点で最善の治療であるとエキスパートが決定したものだからこの治療を行う、などと患者に言うのは適切ではない。その治療を選んだ理由を説明し、協力を得るのでなければ、いかに優れた治療も効果が上がらないだろう。したがって、治療にかかわる人たちの間にうちとけた関係を築き、権威的な決定とは無縁でいたいと全員が思っている。さらに、認知行動モデルの目標や方法、そして理論的根拠までもが、平易な言葉を用いて治療者と患者で話し合うことができるのである。

認知行動モデルの支持者は、このモデルに基づいた治療に対する批判の中でよく持ち出される「症状代理形成」という厄介な存在も、退けることができる。この概念は、精神力動理論、とくにフロイトの「水力学」という概念から出たものである。フロイトによると症状は、リビドーの力が不健康な形で現れたものであるという。こういった力が明るみに出ることを自我や超自我が容認するなら、その力は症状とは違った形で現れるであろう。しかしこの力は、抑圧され否定されるがゆえに精神症状という異質な形で再び表面化する。こういった症状は、本当の問題を偽装してくれるため、自我にとって受け入れることができるものとなる。それゆえ、そういった症状が額面通りに病気とみなされ、それを取り除くことにのみ治療の焦点が当てられるなら、その問題は別の形で再び表面化することになる。ギリシア神話に登場するヒュドラーのごとく、頭の一つが切り落とされると、そこに新しい頭が二つ出てくるのだ。だから新しい症状が古い症状に取って代わるだけで、治療者がより深く問題を探らない限り本当の進歩はないであろう。

行動主義者は、こういった理論的な批判があることを承知している。この批判に対しては、対症療法という同じレベルでのもっともらしい弁明で応じるのではなく、経験的根拠を援用する。すなわち、行動療法の追跡研究を調べてみても、症状の代理が起こるというはっきりしたエビデンスはないのである。[10] 症状がぶり返してくる場合、それはたいてい元の症状と同じ性質を持っている。症状の代理というのは作り話も同然であり、症状を直接治療しない理由にはならない。

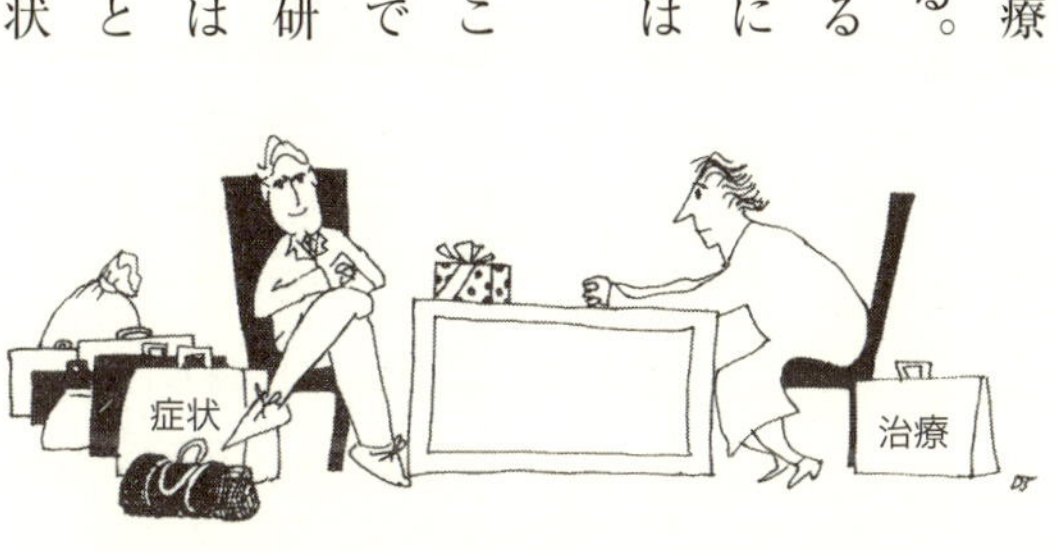

「新しい症状が古い症状に取って代わるだけで…」

社会モデルの支持者たちも認知行動モデルの普及を面白く思っていないのだが、それはまた違った理由からである。彼らを悩ませるのは条件づけや認知制御という概念だ。それは、これらの概念は、最初は不快な症状を取り除くために使われるとしても、社会規範への同調を引き出す目的で巧みに操作されやすいからである。たとえば、同性愛はかつて（疾患の公式分類において病気とされていたのに加え）犯罪とされていたが、啓蒙の進んだ現在では正常変異の一部として受け入れられている。以前の行動療法は、同性愛は根絶すべき異常行動の一種であるという主張を擁護するために用いられており、啓蒙の助けにはまったくなってこなかった。最も単純な形態の行動療法では、クライアントは、同性の人物のヌード写真に対して性的反応（陰茎体積変動測定法と呼ばれる血流量測定法によって記録される陰茎の充血など）を示したときには必ず（電気ショックを受けるなどによって）負の強化を施され、異性に対して同様の反応を示したときには正の強化を施される。すなわち、ここでは同性愛的反応は逸脱した病的なものとして扱われているのである。洗脳の手法も同じ方法で発達してきた。そうすると私たちは、自分たちにまったくなじみのない形で物事を信じ、行動するように仕向けられてしまうかもしれない。とはいえ、こういった種類の議論はそもそも行動療法が有効だから起こってくるのであって、行動療法自体が何らかの倫理観や政治的立場を伴っているわけではない。ある人が自分の性的指向や諸々の嗜好を変えたいと思ったとすると、認知行動モデルは、そうするための効果的な方法を自由意志に基づいて提供するのであり、どんな人に対しても決して強要してはならない。

認知行動主義者は、自らの治療がどれだけの力を持っているかを認識している。だが、どんな優れた治療法にも悪用される可能性はあるが、だからといってそれがその治療法を捨ててしまう理由にはならない、と主張することができるし、その主張は正当なものである。彼らはまた、行動療法を治療場面で使用する場合、患者は自発的に治療を受けに来るべきであり、外的な力によって強制されてはならない、と強調することもできる。これは単なる偽善ではない。なぜなら、自らの意志に反して行動療法を受けにくる人たちは、同性愛者であれ、恐怖症患者であれ、強迫性障害患者であれ、ほとんど治療に反応しないからである。洗脳が日常的に行われるのは、オーウェル的な社会規範への同調性によって完全に支配された社会の中だけであり、そういった社会を作らないようにするのが政治的存在としての私たちの責務である。だが、こういった潜在的危険性を恐れて心理学から有効な治療法を奪ってしまう、というのは間違いであろう。

認知行動モデルは、精神疾患を力動理論という暗闇の洞窟から引っぱり出し、明るい光の中で吟味する。このモデルは、観察したものを記録し、扱うのであって、憶測には目もくれない。ほとんどの精神疾患は、病気というより異常行動や症状の集合体であるため、このモデルの格好の標的になる。このモデルは実験心理学に確固とした科学的基礎を持っており、そのことによって、経験主義のみに頼ることなく治療計画を立て、治療効果を予測することが可能になっている。他のモデルと比べ、このモデルは精神医学への新参者といえるが、その支持者たちはこのモデルが精神医学の未来を切り開く主要な原動力になるであろうことを確信している。未来の精神医学を学ぶ者たちは、有能な臨床家になろうというのなら、認知の障害や学習理論について今よりはるかに多くのことを知る必要があるだろう。一方で、疾患についての枝葉末節の知識はあまり必要ないと思われる。認知行動モデルは、順応性が高く洗練されたモデルであるにもかかわらず、その原理は論理的で単純明快なのである。

患者自らが症状をコントロールできるようになることを目指して

認知行動モデルは本書で扱っているモデルの中でも最も新しいものであることから、このモデルを用いると患者を最もよく理解できるというのはある意味当然といえる。このモデル全体に浸透している協働の精神によって、治療者と患者は一緒に症状を探究する旅に出ることが可能になり、最初は謎に包まれていた症状が、のちに理解され、克服されることになる。このことは、自分が耐え続けている症状は、その間ずっと相談してきたどの人も本当には理解してくれなかった、と感じながら長年苦しんできた人たちにとっては思いがけない福音になることが多い。たとえば、著者らは最近、二十年以上にわたって強迫性障害を患っている人を診察した。この病気は慢性化する傾向があり、その特徴は、過剰な疑念と、確認や同じ行動（儀式）・思考（反芻思考）を繰り返さずにいられないこと――こういった行動は不必要であると認識されており、多少なりともそれに抵抗しようとはするのだが――である。しかし、こういった儀式や反芻思考を行わないでいると、患者は、何か災いが起こるのではないか、もし起こったらそれは何もかも自分のせいだと感じ、耐えられないほど不安になるのである。

著者らが診たその患者の症状は、わいせつ行為に関する疑念（偶然手が当たって痴漢行為とみなされるといけないので、人の横を通り過ぎるときには手を体に密着させておかなければならなかった）、他人への危害に関する疑念（たとえば車を運転していて自転車を追い越すとき、もしかして衝突したのではという疑念が起こるため、いったん車を止め、自転車が追いついてきて、乗っている人が生きているとわかるまで待たなければならなかった）、そして、顔の斑点が大きくなって癌になっていってはいないということを確かめるために、六時間もかけてこの斑点を調べなければならない、というものであった。

これらの症状は現在、認知行動モデルによって体系的な検討・検証・治療が行われているところである。難治性の強迫性障害に対する治療はとりわけ困難であるため、こういったことにどれくらい時間がかかるか、どのような結果がもたらされるか、といったことは現段階では予測できない。だが現時点ですでに、患者に起こっている出来事は思いがけない重要な新発見といえるようなものである。彼は初めて、受容的環境の中で自らの症状について自由に話すことができ、そういった症状は、折り合いをつけて抱えていかなければならない不変の障害ではなく、取り除ける可能性のある問題であるということを理解できるようになった。彼はまた、自分は他の人と違わないということがわかるようにもなった。侵入性の思考は誰もが持っているものであり、それに対する反応によって、それが精神疾患の一部になるか、どうということのない性質の一部として受容されるかが決まるのである。

いまや彼は、自らの症状に対処するための枠組みを持っている。援助を受けながらではあるものの、自分自身で新しい方法を一つずつ試している（これは「誘導による発見（guided discovery）」と呼ばれることが多い）ため、自らの問題をコントロールしているという感覚や、治療プロセスの主役になっているという感覚を持つことができている。これは彼の将来にとって大きな助けになる。というのも、もし実際に状態が改善し、しかるのちに――ときどきあることなのだが――再発して症状がぶり返してきたとしても、彼はそれを破局とは考えないだろうからである。多くの場合、専門家にアドバイスをもらうまでもなく、患者は同じ方法を違った形で再び試すことができ、自分自身でコントロールしていくことができる。このことは、認知行動モデルで治療すると、他のモデル（疾患モデルなど）を用いて患者自身があまりかかわらずに治療がうまくいった場合に比べ、その後の深刻な再発が少ない[11]ということを意味している。

この患者を含め、長期にわたって認知行動モデルの恩恵を受けてきた多くの患者は、言葉がわからない国への訪問者のようなものである。その国で広く使われている単語や言い回しがわかるようになると、突如として目の前に経験と理解の新しい展望が開ける。不確かで異質な存在であったもののはほとんどがいまやなじみあるありふれたものとなり、不安や疑いは消え去って確かさや援助という温もりが現れる。習得に困難を伴わない認知行動モデルの言葉は、きっと実を結ぶだろう。

第5章 社会モデル（Social Model）

「われわれは、ある特定の臓器を狂気の座とみなしてその治療に腐心しているわけではないし、心や魂を直接治療しているなどというつもりもない。われわれの目的は、患者を統一体として考える、すなわち、あらゆる身体的・知的・倫理的・社会的な背景の中での個として検討することである」

H・ファンレーウェン（オランダ人精神科医）、一八五四精神医学における多様な社会モデルは、どれも同じ基本的前提を持っている。すなわち社会モデルは、社会的な力が及ぼす広範な影響を、他の要因よりも重要な精神疾患の原因・誘因とみなしている。表面的には、社会モデルは精神力動モデルの単なる延長のように映る。力動モデルが、その人の個人的な関係、とくに家族関係という文脈の中で患者を考察するのに対し、社会モデルは、はるかに広い舞台、つまり社会全体という舞台上の役者として患者を考察するからである。そうだとすると、精神力動モデルの方法論は社会モデルにも同様に当てはまるのではないか、ということになる。しかしこれは正しくない。なぜならこの二つのモデルの間には表5−1にまとめたような重要な相違点が他にあるからであり、これについては以下でより詳細に検討していく。

社会モデルの中心的理念

- 精神疾患は、一見無関係なライフイベントが引き金で起こることが多い
- 社会階級や職業的地位、社会的役割といったものに結びついた社会的な力は、精神疾患を引き起こしたり悪化させたりする
- 精神疾患を持つ人たちが病気を発症し、回復できないでいるのは、社会的影響のためであることが多い

● 精神疾患のように映っているものの大部分は、一時的な不適応とみなされるべきなのに、誤って病気というラベルを貼られている

社会学と精神医学は長きにわたって良好な協力関係を保ってきており、そこから精神疾患の社会精神医学モデルが発展してきた。社会精神医学の創始者と考えられるべきは、おそらくエミール・デュルケームであろう。一八九七年に発表した自殺に関する古典的な著作の中でデュルケームは、社会的因子、とくに孤立とそれに伴って起こる社会的結びつきや拘束力の喪失（アノミー）が自殺を予測するうえで重要であり、実際に多くの自殺例において直接的原因になっているらしい、ということを示した。当時の精神科医の大部分はクレペリン（疾患モデル）やフロイト（精神力動モデル）の支持者であったため、精神疾患が社会的な力の直接的結果であるという認識が定着するのには時間がかかった。疾患モデルは、精神疾患が身体的に説明される日はすぐそこまできていると確信していたし、精神力動モデルは、明らかなものを越えた先にある不明瞭なものの追究に余念がなかった。しかしこの両者は、精神疾患に対する共通の「病気」としての説明を見つけ出すという同じ目標を持っていた。こういった他のモデルには欠点があるということで、社会モデルはこの五十

表5-1：社会モデルと精神力動モデルの主な相違点

	精神力動モデル	社会モデル
疾患の原因	個人的、非常に特異的であり、直接的には理解できない	集団や社会、文化の一般的理論に基づく
疾患の誘因	無意識の心理機制	観察された環境要因によって病気の発症が説明できる
症状	子どもの頃の葛藤に由来する象徴的な意味を持つ	社会的イベントの性質によって決定される
治療	個人精神療法または集団精神療法	社会的・環境的調整を行うことで治療される
患者の状態	病気とみなされ、治療が必要とされる	特定の状況に対する正常な反応とみなされる

年間で真剣に考慮されるようになり、さらに最近になって受け入れられるに至った。とくに、社会的な力は、大部分の精神疾患における主要な原因であり、慢性化につながる要因でもあるというエビデンスが急増しており（たとえば、文献6・25・21など）、いまや社会モデルは独り立ちできるようになったのである。

社会モデルが精神医学の中で正当な評価を得るまでにこれだけの時間を要した、というのはある意味驚きである。というのも、長きにわたり人々は、多種多様な病気の症状を外部の出来事に対する反応とみなしてきた。古来より、配偶者を失うと「傷心（broken heart）のあまり」死んでしまうといわれている。くだらない迷信とする向きもあるが、これは真実である。配偶者との死別後六カ月間は死亡リスクが高まっており、この期間の最大の死因は心疾患（heart disease）なのである(18)。

ライフイベント、社会的な力、内因性疾患

社会心理学者や社会精神科医の最近の特筆すべき進歩は、科学的であるとされる基準を用いて社会的な力の影響を測定するようになったことである。私たちは、個人の心身の健康をむしばむ可能性を持った社会的な力がたくさんあることを知っているが、そういった力は程度・性質においてバラエティに富んでおり、中には病気の原因というより結果ではないかというようなものもある。仮説を検証するには、そういった力を記述するだけでは不十分であり、その力を定量化しなければならない。多くの精神疾患は以前は社会的要因や環境要因とはまったく関係がないと思われていて、何らかの病気が現れたときには神の御業や惑星・星々の動き（占星術を信じる人なら、こういった説は今も盛んだというだろう）が持ち出された。精神疾患を呈している人を指す言葉としてよく用いられるのが、「狂人（lunatic）*」というものである。この言葉は文字通りには「気の狂った

（moonstruck）」という意味だが、これは、精神疾患の顕在化は月の満ち欠けによって変化し、満月のときがとくに危険であると考えられていたことに由来する。多くの一般の人々、それに一部の医療の専門家が今なおこの考えを信じているが、それを支持するエビデンスは存在しない[17]。

社会的な要因や力が精神疾患の発症に関与している、というはるかに明白な提案が正しい形で根付くまでには、必要以上に時間がかかった。こういった要因の重要性が浸透するうえで大きな役割を果たしたのが、ライフイベントの研究――人生に大きな影響を及ぼす重要イベントを一定の形式に則って記述する研究――であった。種々のライフイベントを点数化する、という発想を最初に導入したのはホームズとレイである。彼らの「社会的再適応評価尺度（Social Readjustment Rating Scale）」[13]が端緒となって、その後数多くの尺度が作られ、ますます洗練されていくことになった（文献20・6など）。ホームズとレイは、特定のライフイベントの重大さを、それがもたらす変化の程度によって定量化し、すべてのイベントを生活変化単位（life change units：ＬＣＵ）を用いて記録した。ＬＣＵの相対値は、四十二項目からなる尺度を四百人の健常者に施行し、それぞれのイベントが起こることで必要になりそうな再適応の量を回答してもらうことによって決定した。これは個々人に特有の主観的見解のように思われるかもしれないが、驚くべき程度の一致を見たのである。

すべてのイベントに対してＬＣＵ得点が付与された。死別のようなイベントは100ＬＣＵとされ、引越しのようなものは20ＬＣＵとされた。この尺度や類似の尺度がさらに発展したことで、病気に依存しないイベントと、病気に関係しているかもしれないイベントが区別されはじめた。たとえば、気管支炎の発作がある人は、胸部の症状が出現する前の数日間は体調がすぐれないことが多く、そのため仕事に行かないこともあるだろう。これは、仕事に行かないことが気管支炎の社会的原因である、ということにはならない。他方、自宅が泥棒の被害に遭った後二週間にわたって異常な落ち込みが続いている場合、この泥棒被害は、その人の抑うつには依存しないイベントであるため、うつ病発症の重要な要因と考えられる。

精神疾患の原因としてのライフイベントは、重要性が小さいものから大きいものまで多種多様であることが示されてきている。こういったイベントは、不安障害やうつ病、またその二つの混合であるcothymia[26]などのありふれた精神疾患ではきわめて重要である。これらの疾患の患者では、対照者に比べてそういったイベントが七倍にも上ることが示されている[7]。このことは非常によく知ら

＊訳注：「luna」は「月」を意味する

れているため、ここでくどくどと述べる必要はないであろう。人生における激動はストレスフルであり、ストレスと精神疾患はしばしば同時に起こる。最近重役に昇進し、会社から要求されたスケジュールを守ろうと悪戦苦闘しているビジネスパーソンの不安、夫が家族を捨てたため幼い子どもたちと暮らすことになった母親の抑うつ、放射能にさらされている原子力発電所作業員の心気症、結婚直後に陥った若い男性の性的不能、などといったものはどれもライフイベントという文脈の中でたちどころに理解できる反応であり、それと切り離して症状を考えるのは愚かというものであろう。私たちはみな、前触れなく不快なイベントに襲われると精神的不調をきたしやすい。「ストレス反応」は最もありふれた精神疾患なのである。

もっと重い精神疾患については、以前は別の見方がなされていた。「内因性（の）」という言葉は、そういった疾患は外的な（すなわち「外因性の」）状況とは無関係である、ということを示す目的でよく用

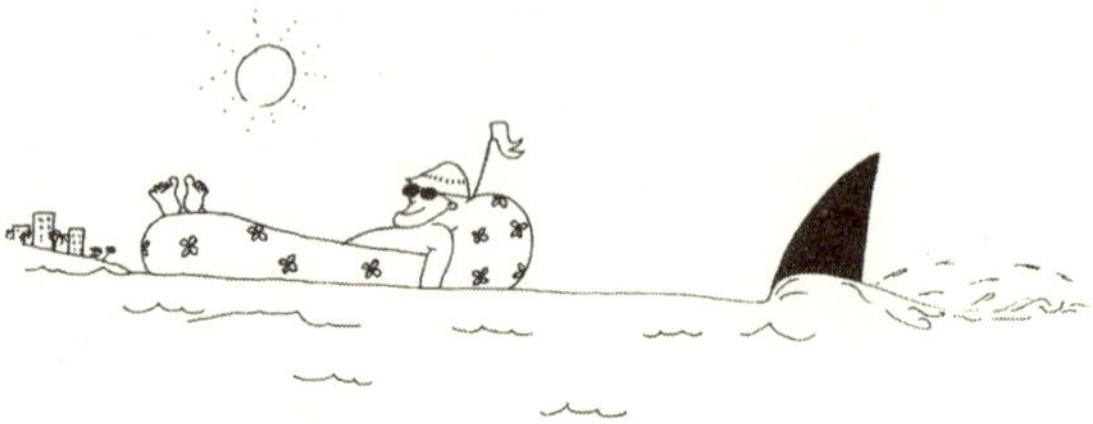

「私たちはみな、前触れなく不快なイベントに襲われると
精神的不調をきたしやすい…」

いられていた。それはまるで個人の内部に体内時計があり、それによって病気のエピソードがいつ始まるかがあらかじめ決められていて、そのタイミングは何があっても変わらない、といっているかのようである。これは現在では間違いであることがわかっている。たとえば、かつて統合失調症は社会的要因とは無関係な病気と考えられていた。その初期の病名「早発性痴呆」（早期に発症した認知症）が、そのことを物語っている。しかし今では、統合失調症発症の直前には健常対照者に比べて病気に依存しないライフイベントが有意に多く見られる、[5] 病気の再発は、ライフイベントに影響されるのみならず、[30] 患者が退院後に他者から受ける感情表出*の程度にも左右される、といったエビデンスが数多く存在する。

穏やかな感情表出の中ですごす場合に比べ、批判的な感情表出を多く受けた場合、病気ははるかに再発しやすくなる。したがって統合失調症患者は退院後、感情的圧力に対処できないかもしれないような「一家水入らず」の中に帰るより、一挙手一投足に対してそれほど評価をされない場所（グループホームなど）に行くほうが望ましい場合がある。[19] 重症うつ病や躁病といった、[1] 過去には

＊訳注：「感情表現」と同義

やはり「内因性」と考えられていた疾患の発症直前にも、ライフイベントが多く見られる。

うつ病患者を対象とした研究から、そういった患者ではある種の社会的要因が共通して認められることが示されている。ロンドンのある区に住んでいる女性を無作為に選び、診断面接を行ったところ、うつ病と診断された群では、診断されなかった群に比べ、多くの幼い子どもが家におり、常勤・パートを問わず仕事に就いていないことが多く、悩みごとを相談できる相手が少ない、という結果が得られた。(6)「神経症性」うつ病における社会的要因と「内因性」うつ病における社会的要因との間には興味深い違いが見られた。人生における大きな変化（とりわけ喪失を伴う変化）が起こってからうつ病を発症するまでの期間は、「内因性」うつ病患者において有意に長かったのである。そうすると、内因性うつ病の発症は一見予測不能なため誤解が起きやすくなっているのかもしれない。すなわち、社会的要因が重要であることに変わりはないが、内因性うつ病の原因となる社会的要因は病気が始まる何カ月・何年も前に起こるために見逃されるのかもしれない、ということである。誘因となる社会的要因の出現とうつ病発症との間の時間的間隔によって、結果として起こる病気の形態が変化し、それゆえ「内因性」うつ病と「神経症性」うつ病の臨床的特徴が異なったものになるのである。

精神疾患の社会的原因をつきとめる

精神疾患の原因となっている社会的要因をつきとめるのは、とりたてて難しいことではない。それどころか、簡単すぎてかえって難しいといってもよさそうなくらいである。というのも、そういった原因はとても目立つため、あまりに明らかであるという理由でしばしば研究者に無視されるのかもしれないわけだから。たとえば、アルコール依存症（遠回しに「飲酒問題」と呼ばれることが多い）を発症するリスクが最も高い人はどんなタイプの人なのか、ということを明らかにしようという研究がずっと前に行われた。それまでは多くの人が、アルコール依存症者には嗜癖のリスクが高まるような代謝異常が生まれつき存在すると考えていた。今では、アルコール飲料の値段や手に入りやすさといった明らかな誘因も、アルコール依存症の主要な原因であることが知られている。酒が非常に高価であったり、一般の人々への販売が厳しく制限されていたりする国々では、飲酒が日々の生活の一部となっているフランスやイタリアのような国に比べて、アルコール依存症の発症率が有意に低いのである。

現在では、社会的に恵まれない環境で生まれ育った人たちの間に重症の精神疾患患者が多いことを示す優れたエビデンスがある。七十年ほど前に有名な研究[9]が行われて以来、この主な理由は病気を持った人たちが貧しい都市部に移住してくることにあると考えられていた。ところが、一生の大部分をこういった貧しい地域ですごしている人たちにも重症精神疾患が高率に存在するし、ある人口における精神保健サービスの需要を最も的確に予測するのは社会貧困指数なのである[14]。

実践における社会モデル

前章までで見てきた他のモデル同様、臨床実践でよく見られる問題を検討することは、社会モデルの価値や、このモデルと他のモデルの立場の違いを明らかにするうえで有用である。

病歴

◇現症

二十四歳男性。自殺企図後に総合病院で診察を受けている。恋人と些細なけんかをした後、睡眠薬を過量服用したという。人生は絶望的だし生きる意味がない、という内容を繰り返し話すため、精神科医に紹介される。

◇現病歴

一年半前にエンジニアの仕事をリストラされた。見習い期間は終えており、トレーニングを受けたことで生涯の仕事を得ることができると思っていたため、この出来事は彼にとってショック以外のなにものでもなかった。不運にも、会社の関心はマイクロコンピュータへと移っており、彼のスキルはもはや必要とされなくなっていたのである。

解釈：彼が抑うつ状態になったのは、状況を考えると無理もない。これほどの衝撃的な事態によって夢や自尊心を打ち砕かれた後に抑うつ気分を呈するのはよくあることだ。

このとき、彼は以前の給料の半分以下の失業給付で生活していた。この収入では貯金ができず、家を購入するための住宅ローンも組めなかった。結婚までに新居の頭金として十分な貯蓄をしておきたいと思っていたが、ここのところ恋人との関係が悪化し始めていた。主にお金のことでたびたび口論になっており、過量服薬した夜は、「別れる」と彼女に脅されていたのだ。

解釈：この若年男性は、自分には責任がないにもかかわらず二つの重大な喪失に苦しんでいる。リストラで収入を失い、社会の役に立っていると思えなくなって自尊心を失った。社会的な力によって抑うつ状態になっているが、本当のところ彼は病気ではない。失業への適応反応を起こしているのである。

◇治療

この若年男性を診察した医師は社会モデルの支持者であり、「経過観察目的の入院」という精神科の慣習的方針にはしたがわないことを決めた。そのかわり、この男性が、自分と同じように本人にはどうすることもできない社会的状況によって無力な状態へと追いやられた若者たちが集まるデイケアグループに参加できるよう手配した。

解釈：入院させると疎外感や無力感が強くなるだろう。同じような問題を抱えながらも状況が好転しつつある人たちがいることを知れば、また希望を持てるようになるかもしれない。

その後、小金がもらえる職業訓練計画と組み合わせた治療によって、彼の状態はさらに改善し、恋人とよりを戻した。さらにはコンピュータエンジニアとして再就職し、新しい職業人生を歩み始めた。

解釈：職に復帰したことで自尊心が高まり、態度や振る舞いによって他者の尊敬を集めるようになっている。このことは、外から与えられる千回の治療にも匹敵する価値がある。

社会モデルにおける、精神疾患の原因と症状

精神力動モデルでは、症状は見かけの姿と本質が異なっており、精神的葛藤の本当の原因から遠く離れたところへと治療者の注意をそらしてしまう、ということが強調される。社会モデルの主張は、精神疾患は明らかに社会的要因に関連していて、たとえば都市部では精神科受診率が高くなるといったように、一方が他方の結果として生じることが容易に予測できる、というものである。自宅やその周囲などの身近な「建造環境（built environment）」がメンタルヘルスに影響する可能性を示したエビデンスもある[31]。

さらに、そういった原因が特定のタイプの精神疾患に関連しているかどうかを見ていくことも有益である。一般に、こういった関連は存在する。たとえばうつ病は、ライフイベントに関連することが多いというだけでなく、喪失の要素を持つイベントに密接に関連している。これは、家族や友人の喪失であることもあれば、家や車など物質的な所有物の損失であることもあるし、理想や野望、信念といった、より抽象的なものの喪失の場合もある。このように、うつ病に先立つイベントとし

ては「入口」的なものよりも「出口」的なもののほうがはるかに多い[19]。同様に、不安（障害）――本質的に脅威や危険を意味する症状である――はうつ病に比べ、その前に危険・脅威を伴うイベントが先行することが多いというエビデンスや、不安と抑うつの混じった感情は、脅威や喪失を意味するような複数の要素から成るイベントに関連するというエビデンスがある[10]。

過量服薬した若年男性のケースに話を戻すと、彼のうつ病の原因と症状の間には容易に関連を見いだすことができる。つい最近まで仕事が順調に進んでおり、安定した将来が見えていた。にもかかわらず失職し、新居の頭金を貯めることもできなくなり、過量服薬の夜にはさらに大きな喪失――恋人との破局――の危機にさらされていたのである。自らの感情を精神科医に話す中で「問題を解決しようとするのはあきらめた」というところに何度も戻ってしまう。彼の主張は、どういう解決策を選んでもそれ以上に大きな問題が出てきそうに思えるので、就職の問題や金銭的・個人的な問題を乗り越えようと努力してもすべて失敗する運命にある、というものである。この「あきらめる」という現象が、病気と健康との間の境界線となる場合が多い。治療の重要な部分は、自尊心を回復する方法を彼が見つける手助けをすることであろう。

読者の方は、精神力動モデルに比べ、社会モデルでは原因と症状の関係がはるかに単純であることにお気づきのことと思う。精神療法家は、症状の大部分は間違った手がかりであり、それらは象徴化によってのみ説明が可能になると考える。しかし社会モデルでは、症状とその原因は直接的に関連しており、その関連は一目瞭然なのである。社会モデルを用いた場合、精神力動モデルに比べ、症状とその原因は時間的にも密接に関連している。社会モデルでは通常症状の原因は最近の出来事の中に見いだされるのに対し、精神力動モデルでは子どもの頃の無意識の葛藤が持ち出されることが多い。

社会モデルでは、個人を社会環境の中の存在として吟味するため、このモデルには精神疾患の構成要件に関する固定観念が存在しない。疾患モデル、精神力動モデル、認知行動モデルは、どれも精神疾患の説明を個人の内部に求めている。社会モデルの骨子は、いったん病気のラベルを貼られると、人はその役割を演じなければならないと感じることがあり、したがって精神疾患というラベル自体が障害を作り出しているのかもしれない、というものである。精神疾患は本物の病気ではなく、ある人が標準から外れているときに医者がその人に貼るレッテルにすぎない、という見方があり、その最も誇張された形はトーマス・サスの著書[23]の中に見ることができる。それによると、患者が具合のよくないときに助けを求めて医者に相談に行くのはきわめてもっともなことだが、医者が社会の代表として振る舞い、患者の意に反して何らかの治療を行うのは不適切である、という。精神疾患には客観的検査法が存在しないため、医者にはこの種の治療を行う権限はない。このやり方がうまくいくのは臨床場面だけであり、それは臨床では医者と患者が各々の役割を熱心に果たそうとするからである。こういったサスの見方は、社会モデルの支持者の大部分の見解に比べてややゆきすぎたものではあるが、精神疾患に対する考え方を決定するうえでの社会の重要性を浮き彫りにしている。

逆境の中での適応を可能にする

社会モデルの長所は、精神疾患を有しているように映っている人たちに治療を強要しないことである。逆境によって一時的に機能低下が起こっている、とするだけで十分な場合が多く、その逆境はそのうちなくなり、低下していた機能は正常に復するであろう。精神疾患は現在なおスティグマの対象であり続けていることを考えると、一時的に病気にかかっているにすぎない人にとって、人生に及ぶ支障は小さければ小さいほどよい。

そういった病気は、伝統的な環境のほうがよい治療が行われやすい。アフリカのジンバブエにあるビクトリア滝の近くの村人は、ある種の精神疾患（ペンガ）に罹患していることに気づかれると、西洋のトレーニングを受けた医師（精神科医を含む）を受診するのと同じくらいの割合で、地元の呪医（ンガンガ）に相談する。こういった地域では、本書の他章の中に散りばめられている通常の西洋的な解釈と違い、悪霊（ンゴジ）が精神疾患の原因であると考えられることが最も一般的だからである。ンガンガの介入——ンゴジを追い出すようにデザインされた介入——の効果を典型的な西洋のモデルと比較した無作為化比較対照試験は存在しないものの、ンガンガの人気が落ちていないという事実が、この治療の結果が人々に好印象を与え続けているということを物語っている。

こういったことは、社会モデルでは想定の範囲内である。ここでの重要な要素は、ンガンガへの訪問は「標準化する」ための行動として社会的に受容されている、ということだ。すなわち、この訪問によって、文化的背景の中で病気として認知されることで、患者本人も他の人たちも「いろんなことがいつもとは違っている」と認識できるのみならず、関係する全員の絆が強まり、正常に戻るまで休息期間が与えられ、社会的役割を軽減されるのである。ンガンガは、村全体を巻き込んで悪霊を駆除することを選ぶ場合もあり、その際にはいろんな人たちに重要な役割を与える。この種の治療は何世紀も前から行われているのだから、多職種チームは新しいアイディアとはいえない。

これを、西洋の裕福な社会における似たような問題と比べてみよう。先ほどの若年男性は、その置かれている文化的背景のために、自らの症状を違った形で解釈することになる。先ほど述べたような症状が顕在化すると、家族や社会から病気と認識され、医学的な援助が求められる。この患者は、部族の髪飾りをつけたンガンガではなく、もっと凡庸な人物――プライマリケア医――を受診し、精神科医への受診を勧められる。すると今度は精神科医が診断を下し、入院を勧めるかもしれない。この男性は、拒否すると強制的に入院させられる可能性が高いため、反論するのは賢明ではない。

この疾患に対する評価法や治療法について、この二つのシステムそれぞれの是非を比較するのは適切ではないだろう。しかしこの例は、精神症状のいかに多くの部分が文化的背景や社会規範に依拠しているかを示している。他の例を挙げると、旧ソビエト連邦では社会は国家を敬うものとされており、あからさまな批判は愚かな行為とみなされていた。とくに、公の場でそのようなことをする人たちというのは、非常にまれな存在であった。人々は、そのような行為は国家への反逆罪として法によって罰せられることや、そういう批判をしても何の得にもならないことを知っていた。当局は、法ではなく医学を用いてその対処にあたることが多かった。そのような凶悪な主張をすると は頭がおかしいにちがいない、ということで、そういった反体制派（これは西洋的な見方をした場合であり、東洋的な見方をすれば「逸脱者」である）を診察させるために精神科医が呼ばれた。そして、おあつらえ向きの診断——中でも最もよく用いられたのが「ものぐさ分裂病（sluggish schizophrenia)」である——が編み出され、ときには数年にも及ぶ精神科病院への入院が待っていた。[4]

イギリスではたいていの人たちがいろんな場面で国家を批判するが、このことは政治的な成熟を示している場合が多い。それゆえ私たちイギリス人は、他の国で同じように振舞うと気が狂っているとみなされることがある、と考えただけでも恐ろしくて身震いがする。しかし、私たちはひとりよがりになってはいけない。何が容認できるかを決定するのは社会であり、これは他の社会には輸出できないのだ。たとえば、イギリスでも政治家への攻撃や脅迫は容認されたり、正規の法的手続きに則って処理されたりするのに対し、王室に向けられた同様の行為は精神科病院への入院を招きやすい、ということにお気づきだろうか。反王制主義者は他の何かを主張する人よりもひどく気が狂っているのか。それとも、社会のルールと何か関係があるのだろうか。

このように、社会にとっては、医師と患者がおり、そのそれぞれに対してふさわしい役割を持たせる、ということが明らかに必要なのである。まず第一に、社会がルールを作り、そのルールにしたがって、ある問題は法によって処理されるのが適切であると分類され、他の問題は精神疾患であるとされる。医師は、メンタルヘルス〈mental health〉（実際には「メンタル疾患〈metal ill-health〉」である）への関心とその専門的知識に基づいて任命される。他の専門分野の医師と同じように、精神科医の最も重要な任務は患者の福利を守ることであるが、同時に彼らは社会に対する義務も負っている。彼らは、自分は患者のことを常に第一に考えていると信じていたいのだが、実際には社会の要求が常に勝つ。パトリック・ハミルトンは一九三八年、Gaslight[12]（ガス燈）という戯曲を書いた。この話の中には、ある女性を、本人の意志に反して精神病院に入院させようとする場面がある。この女性はもはや夫に必要とされておらず、夫は彼女を精神病に仕立てようとあの手この手で彼女に対する謀略を企てる。彼女に精神疾患の家族歴があることを利用し、医療当局に対して妻も精神に異常をきたしてきたかのように言うのである。妻を精神病院に入院させてしまうことで、夫は他の女性と自由に遊べるようになる。この不幸な犠牲者は、劇の初めから終わりまで一貫して正気であることが私たちの目には明らかである。

これはただの空想上の物語ではない。いわゆる「ガス燈現象」は精神医学の文献にも記述されており、(3・22・16)いまやとても広く知られているため、もはや論文を発表するまでもない。一般に受け入れられている行動規範から逸脱する人たちは、「気が狂っている」というレッテルを貼られることが多い。そうすることで彼らの処遇を自由に行えるようになるからである。社会の思惑に疑義を差し挟む者はおらず、誰もが、患者が執拗に調べられ、異常扱いされることに盲従する。社会――その最小単位である家族であれ、最大単位である地域社会であれ――が患者を迷惑な存在とみなすと、その患者をコントロールしようとする歯車が回り始め、入院治療の手はずが整えられる。このプロセスを逆転させることは非常に困難であり、精神科病院で働いている医師ならみな、とりたてて問題にするような精神障害がないにもかかわらず、他に行く場所がないという理由で入院している患者がたくさんいることを知っている。精神科医は、人々の自由を奪う権限を持つ唯一の医者である。これは例外的な力であり、社会はこの力を所有する者を少し警戒している。そのため、一般の人たちにとって、精神科医はあいまいでよくわからないことばかり言っている変り者だが害はない、と思うことは重要なのである。ほとんどの精神科医は精神力動モデルの支持者である、というレッテルを貼ることは社会にとって好都合なのだ。それは、イドの追求に明け暮れる変り者たちは人畜無害な変人奇人であって、社会の組織から隔離されているように思えるからである。しかし実際には、開業しているか、こういった問題の大部分を避けるような精神療法を専門としているような場合を除き、すべての精神科医はある意味で国家の代理人なのである。

社会モデルの支持者は、自分の患者を助ける必要性だけでなく、社会がどのように心理的苦痛に影響を及ぼし、それを慢性化させるのかを理解する必要性も感じている場合がある。また、精神疾患を持つ人に対する社会の見方を変えることで、社会がこういった人たちを扱う方法をよりよい形に変化させていく必要がある、とも感じているかもしれない。イタリアの一本気な社会精神科医フランコ・バザーリアは、まさにそれを実行に移した。バザーリアは、精神科病院は一般社会から患者を締め出そうとする「社会的暴力」の道具であると考えるようになり、その解決策として、そういった病院を閉鎖することを選んだ。彼は、北イタリアのトリエステにあるサン・ジョバンニ精神病院の入院患者数を八年間で一二〇〇人から三五〇人へと激減させたのち、政治的運動を始めたのだが、この運動は政府が動かざるをえなくなるほどの影響力を持っていた。そして一九七八年、患者が新たに精神病院に入院することを禁止し、そのかわり総合病院の精神科を受診できるように手配することを定めた法律が通過したのである。

バザーリアは一九八二年に死去したが、彼の仕事は今も進行中である。その改革運動は批判もされてきたが、[15] 現在では受け入れられている。実際、このイタリアの経験についての重要な総説の中でタンセラとウィリアムズは、[24]「この改革が正しく実行されてきた場所では、精神病院を持たないイタリアの地域ケアモデルを用いることで、それぞれの医療圏に暮らしているありとあらゆる精神科患者の問題に対処できている」と結論している。このイタリアの例は、精神医学はなべて社会政治的色彩を帯びており、社会モデルをしっかりおさえておかないと私たち精神医療従事者は道に迷ってしまう、ということを否が応でも思い出させるのである。

社会モデルが私たちに教えているのは、あらゆる症状や行動は、それらが起こってくる場所、すなわち社会という背景の中で考えられねばならない、ということである。このことは、精神の異常という概念に強い影響を及ぼし、その修正を迫るのみならず、正常と異常の境界をも決定することになる。私たちは、こういった外的要因に影響されない何らかの精神疾患の客観的基準が存在する、などという無理な主張をしないよう注意しなければならない。認める気になれないかもしれないが、他者との関係は社会的要因に大きく左右される。酔っ払って悪事を働いている、洒落たスーツに身を包んだ上流階級の紳士のためにタクシーを呼んであげた警察官が、その直後、治安妨害で捕まった酔っ払いのホームレスに対処するために増援を呼んでいる、といったような光景を目撃したことのある人はたくさんいる。医者もまたこういったことに影響されることがあり、前者を「社会的飲酒」、後者を「アルコール依存症」と診断するかもしれない。

社会モデルを治療に用いる：ニドセラピー

社会モデルは、精神科患者を「社会の中で一時的に不適切な場所に置かれている人」とみることによって、他のモデルとは違って、問題の原因が病気にあるという立場をとらないようにしている。社会モデルの目的は、その人にとって可能な役割を再び担い始めるのを助けることであり、生化学的異常を是正することでもなければ、未解決の葛藤を追い払うことでも、行動を改めることでもない。助けを求めて病院に来る人は、実はまったく病気ではなく、タイミングや場所がよくないだけである、ということが多くの例において一目瞭然であろう。その問題が一時的なものであれば、さほどたいしたことにはならない。しかし、そういったミスマッチが常に持続し、その解消が非常に難しい場合には、新しいアプローチ――ニドセラピー（nidotherapy）――の出番かもしれない。

ニドセラピーは、環境を体系的に操作することで、精神疾患が遷延している人たちに必要なものを提供する、という治療法であり、[27・29] 社会モデルにぴったりなものである。ニドセラピーは、ラテン語で「巣」を意味するニドゥス（nidus）にちなんで名づけられた。その心は――少し考えてみるとわかることだが――鳥の巣は、その中に入れられた鳥にぴったり合うよう思いのままに形を調整することができる点で、完全に適合するように改造することができる環境の理想例である、というものである。多くの慢性うつ病患者や強迫性障害患者、あるいは特定のタイプの統合失調症患者やパーソナリティ障害患者など、精神的な問題のためにいっこうに環境になじめないような人たちにとっては、助けになるような治療法や、安心してくつろいでいられる場所がないように見えることが多い。

こういった人たちには、ニドセラピーが解決策になるかもしれない。この治療法では、患者を直接治療しようとはせず、患者と治療者の共同作業の中で環境・身体・社会・個人のあらゆる部分を体系的に検討し、より環境になじむためにはどこを変えればよさそうかを考えていく。目標は、その人を変えることではなく、全体的な機能や満足感を改善することである。変化させるべき環境の標的について合意が得られると（患者と治療者の考えが必ずしも一致しない場合には、第三者である仲裁者の助力を求めることもある）、そういった変化をもたらすための試みは、双方が同意した現実的な期間が終わるまで続けられる[28]。こうして最も広い意味での社会が患者を受け入れる形に変化し始めるのであり、この変化が完了したとき、その患者はもはや「患者」ではなくなっているのである。

社会モデルの他の応用

家族療法[2]は、精神医学における重要な発展の一つである。その大部分は力動精神科医らによって発展してきたのだが、一方で社会学や文化人類学の科学者らが開拓してきた部分もあり、これらの領域と概念的に密接に関連している。家族療法では、家族は鍵となる社会的集団とみなされ、家族というシステムは、社会的役割を割り当て、それを維持していくうえで強い影響力を持っていると考えられる。環境になじむためには、一つにはこの役割が適切なものでなければならず、そのためには家族の考え方が正しいかどうかを吟味し、修正の余地を模索すべく専門的援助を行わなければならないこともある。社会モデルは、こういった役割の一つ、すなわちいたずらに依存的な患者になる、という役割を避けることにとりわけ力を入れている。残念なことに、生活の技術が専門化すればするほどその技術を習得するのは難しくなるのであり、いわゆる流れから外れてしまって、精神科の中でさまざまな役割を身につけていくような場合にはなおさらである。

人生はドラマであり、成功するためには演技力が必要だ。自身にあてがわれた役をこなすために必要な社会技能を欠いている人は多い。私たちはみな、自分が何をしているのかわかっていないときでも自信満々に事態をコントロールしているように見せなければならないし、まったく話す気にならないときにもたくさん話さなければならない。あいにく多くの人たち――この中にはとても多くの精神科患者が含まれる――は、こういった能力を欠いている。また、彼らは、病気にかかっていることをすでに周囲の人たちに知られているため、ネガティブな感情を持たれることを恐れることなく自分の気持ちを包み隠さず話すということを長期間続けてきている。こういったことは、長期にわたって入院・入所生活を送ってきた後にとくに起こりやすい。

それでも、永続的な障害があるように映っている人たちの多くは、変化する力やまったく違った役割を演じる力を持っている。このような例の一つは、著者らの病院での試みの中にもみることができる。著者らの病院では、音楽療法士の協力によりコンサートを開くことができている。このコンサートでは患者がスタッフになりきり、スタッフは患者になりきるのだが、ほどなくどっちがどっちなのか誰にも見分けがつかなくなってくるのだ。さらには、６年間にわたってほぼ常に強制的な形での入院を続けているある患者が、英国王立精神医学会（Royal College of Psychiatrists）の年次大会における特別音楽会で重要なパートを演奏したに至っては、彼らに秘められた多彩な才能の可能性は私たちの想像を超えていると思うのである。

結語

社会モデルは、他のどのモデルよりも広い視点で精神疾患を鳥瞰している。このモデルは、精神疾患にかかっていそうな人を取り上げて多角的に問題を検討するのであり、ある一人だけに影響するような特異な状態として考えるのではない。顕微鏡を覗いて病気を調べている人にたとえるなら、疾患モデルは構造、精神力動モデルはダイナミックな変化、認知行動モデルは動いている部分の活動について、いずれも顕微鏡的な細部を扱っているといえる。そこでは患者は詳細に、しかし外部から切り離されたものとして調べられている。それに対して、社会モデルでは、患者が顕微鏡下に調べられているだけでなく、医者、医者の雇い主、さらにはこういった形で人が調べられることを許可するシステムを作っている社会までもが吟味されているのだ。社会モデルは真に大きなモデルであり、敬意を払うに値する。

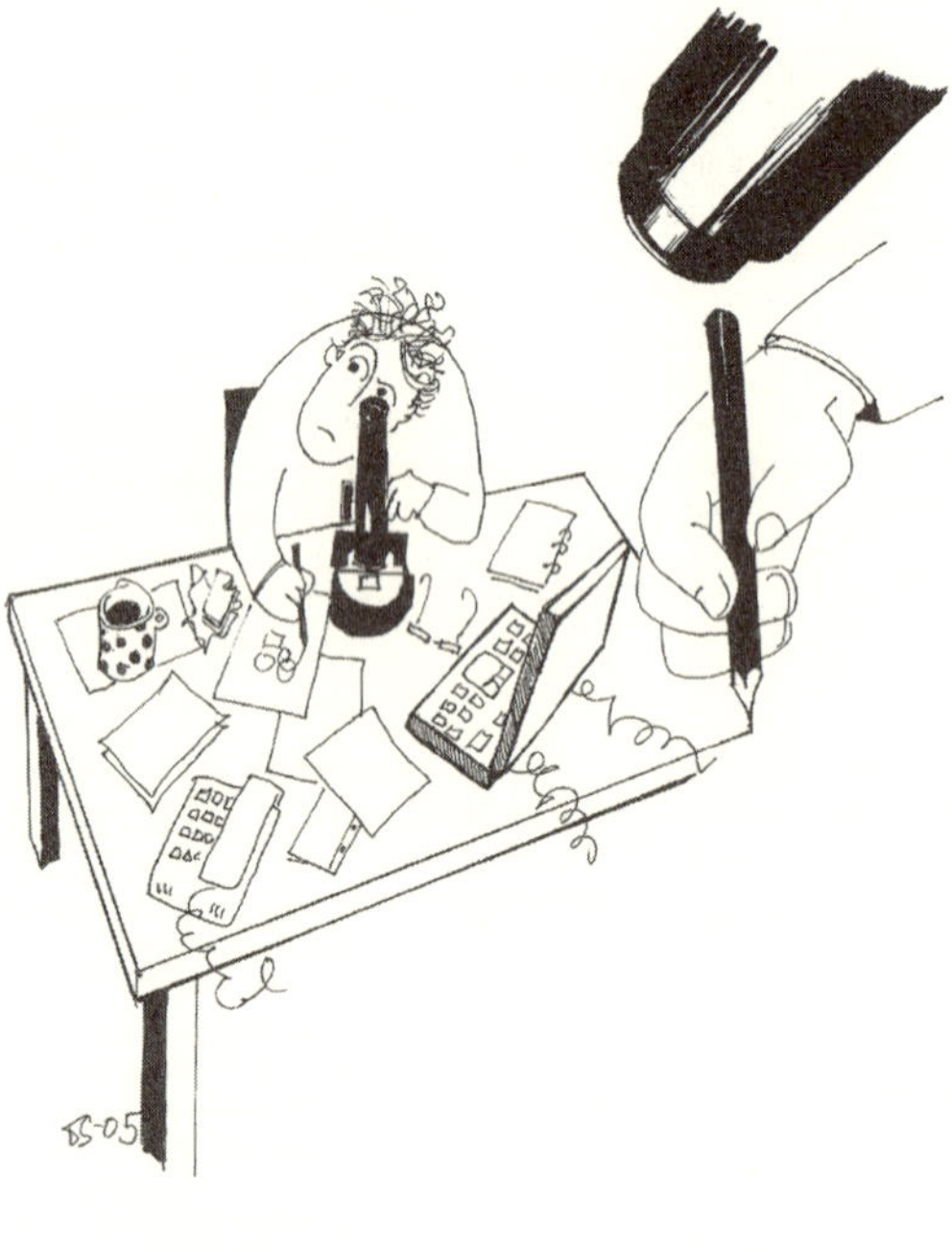

第6章 実践における実用的モデル

本書のここまでの部分で徐々にその全貌が明らかにされてきたモデルコンテストにおいて、各モデルは自らの魅力を存分に披露してきた。『不思議の国のアリス』の、堂々巡りレースの後のドードーの言葉を借りるなら「みんな勝ったんだ、だからみんなが賞をもらわなきゃ」とでもなろう。疾患モデルは脳と体を結びつけるのにうってつけの数字「スリーサイズ」の開発によってアルツハイマー賞の受賞が確実だろうし、精神力動モデルはその最高の（とくに、ダイナミックな調査が必要な、カメラさえ入り込めない局部の）セックスアピールによって賞をもらうであろうし、認知行動モデルはあらゆる部分が論理的かつ魅力的にできていることから「知識人のセックスシンボル（Thinking Man's Crumpet）」*賞を勝ち取るだろうし、社会モデルはモデルコンテストの真の意図を世界に伝えていることで「ジャーメイン・グリアの『去勢された女』**」賞を獲得するであろう。しかしながら、十人十色とはよくいったもので、すべての精神科医が同じ考え方をするほど危険なことはない。

　私たちは、どのようにすればこれらの多様なモデルを精神科臨床になじませることができるのか。実践家にはあるモデルが他のモデルよりしっくりくるということが多く、

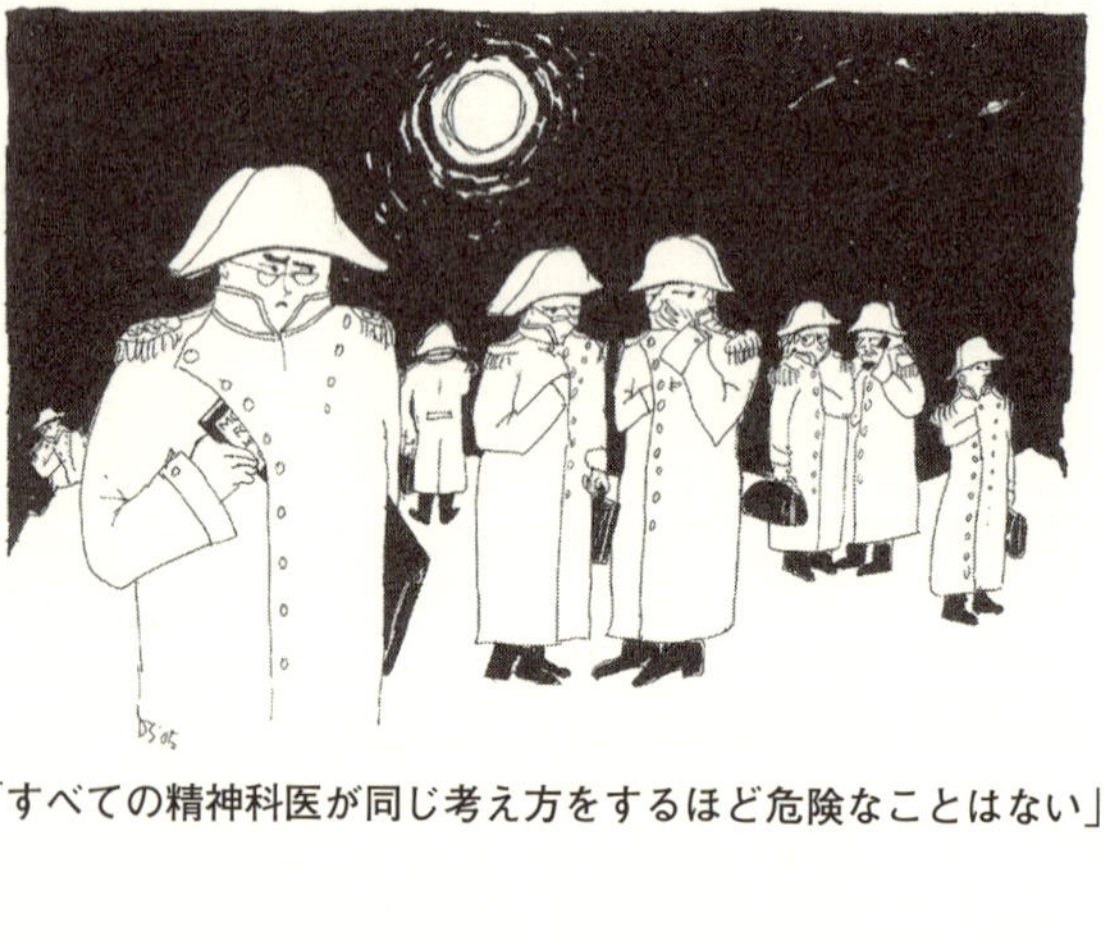

「すべての精神科医が同じ考え方をするほど危険なことはない」

それがどのモデルかは彼らの治療方針の好みから予想できる、といってもそう大きな反論は起きないのではないか。一般に、生物学的な志向の強い（白衣を着た）精神科医は疾患モデルを、（開襟シャツやポロシャツの）精神療法家は精神力動モデルを、敏腕の「科学者–実践家（scientist practitioner）」[19]は認知行動モデルを、（ジーンズにサンダルの）ソーシャルワーカーは社会モデルを好む。服装とのつながりは俗っぽい偏見を表しているにすぎないので、お気に召さなければ無視していただきたい。

しかし、これらの各専門家に異議を唱えようとすると、彼らは必死になって、自分は折衷主義であり、状況に合うように時と場合でモデルを柔軟に使い分けている、と言うだろう。彼らにこれら複数のモデルをそういった形で用いる意思があることは否定しないが、それを実践している人は非常に少ない。有名な心理士である故ハンス・アイゼンクにとっての行動モデルのように、一つのモ

*　訳注：英国のテレビ番組「Late Night Line-Up」で活躍した女性司会者Joan Bakewellがこう呼ばれたことから

**訳注：グリアはオーストラリアのフェミニスト著述家で、一九七〇年に「Female Eunuch（去勢された女）」を著している

デルにひたすら固執する人がいるとしても、そういったことは実際の臨床業務から遠ざかることによってのみ可能になるのである。臨床実践の現場に出ると、一つのモデルでは立ち行かない。

　精神医学を理解しようとする際、あるいはそのためのモデルを構築しようとする際に混乱を招く原因となっているのは、診断・治療・治癒の可能なプシケ（心）が根底に存在する、という観念である。もちろん心という概念は有用だが、それは主に健康な状態を扱

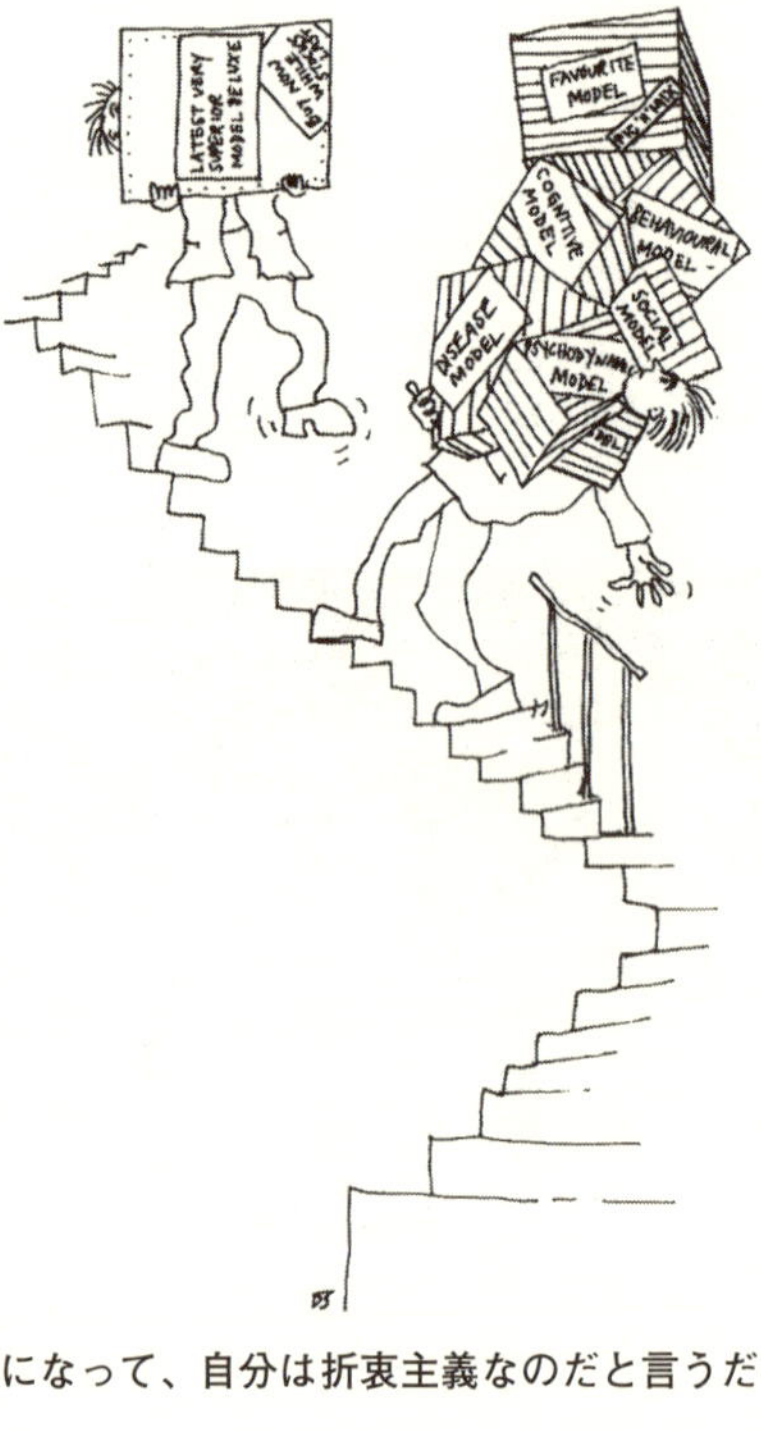

「必死になって、自分は折衷主義なのだと言うだろう」

う場合の話であり、精神疾患ではその複雑さの方が前面に出てくる。図6－1は、さまざまな機能レベルの間の相互関係を示している。これは、ちょうど世界の多くの出来事と同じくらい複雑かつあいまいであり、多様な組織レベルの間の相互作用として理解するのが最適である。

たとえば、出生時の脳損傷のために知的ハンディキャップを持つ若い男性の問題について考えてみよう。彼の「具合の悪い」部分を記しておくことは、効果的な治療を行うために必要であり、それは以下の観点からまとめられる（図6－1①～④を参照）。

① 神経連絡の障害
② 学習の障害
③ 低い自尊心
④ 彼の能力と、一般社会に望まれている能力との乖離

「損傷」は、疾患モデルと明らかに関連した神経学的病変かもしれないが、彼のマネジメントには、病態生理についての知識を超えた非常に多くのものがかかわってくる。すなわち、トレーニング、複数のレベルでの機能状態の評価、家族の接し方、さらには一つひとつの感情といったものがすべて治療戦略に含まれてくるのである。同様に、社会恐怖（現在では社交不安と呼ばれる）を持つ若

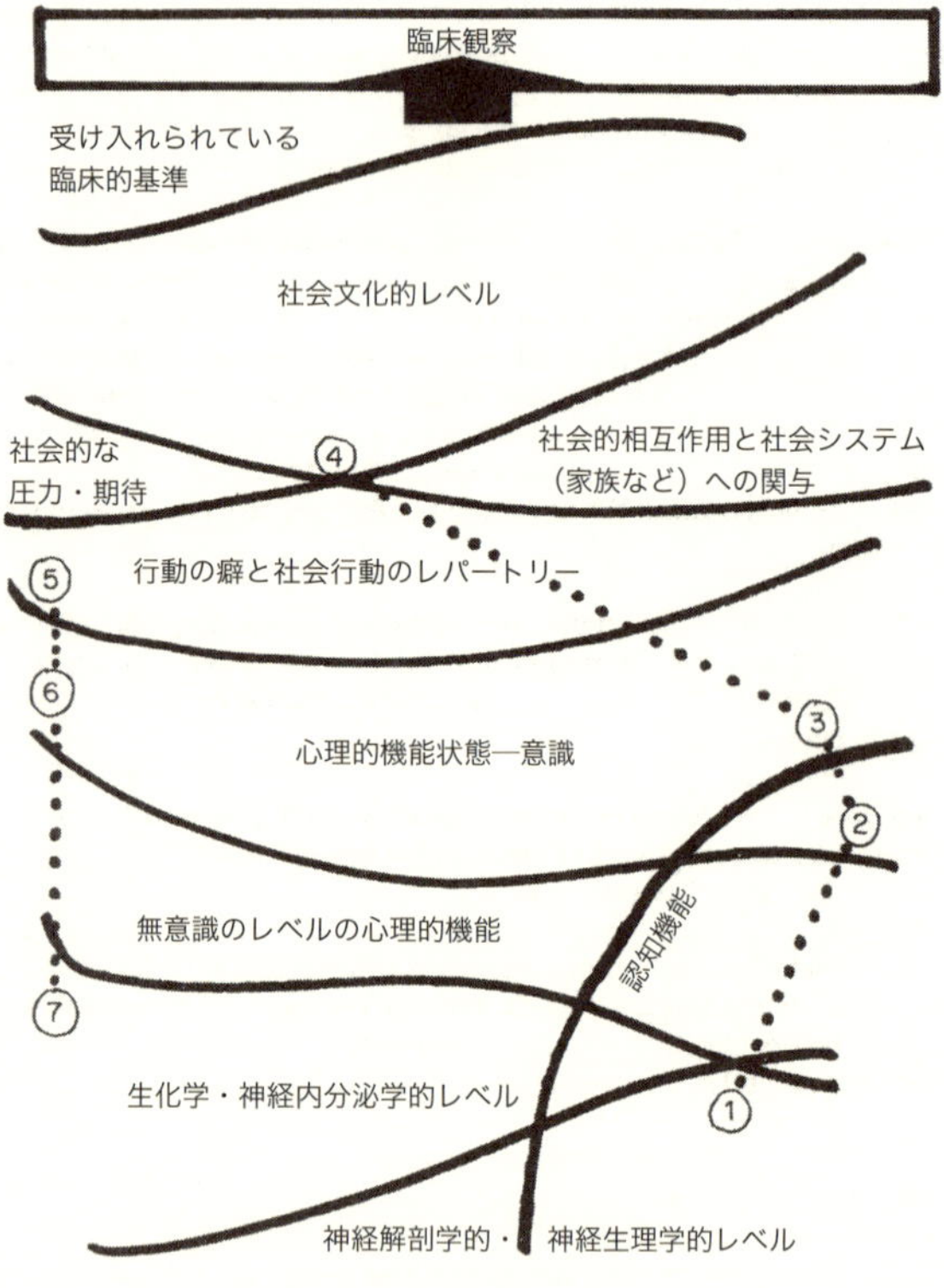

図6-1：機能のレベル

年女性は、明らかに社会的行動や心理的知覚に関連した問題を抱えているように見えるかもしれないが、全体的な気分の状態に影響を及ぼす生化学的要因によってさまざまなタイミングで悪化し得る（月経前の症状増悪、併存しているうつ病による症状強化など）（図6-1の⑤、⑥、⑦を参照）。にもかかわらず、ほとんどの実践家は、ここまでに述べてきた四つのモデルのどれか一つを使っていると落ち着くのであり、プロクルステス（捕らえた者の足を引き伸ばすか切断することで、必ず寝床の寸法に合わせていたというギリシア神話上の名高い強盗）のごとく、患者の問題をできるだけ自分の好みのモデルにはめこもうとする。このやり方がうまくいかなくなって初めて、しぶしぶながら別のところに目を向け、他のモデルを用いるのである。

このことは、難しい臨床的問題を学際的に検討している場面を見れば一目瞭然である。めいめいの実践家は自分の好きなモデルにとって有利になるような角度から議論を展開するので、権力争いに発展する。誰もが筋の通った議論をしているため、一見権力争いにはみえないかもしれない。だが、議論の中でどれか一つのモデルばかりをひいきするような結果が出てきた場合、何か他の力が働いていることは明らかである。そうして選ばれたアプローチはたいてい、その議論の中で最も有力な人物が好むものであり、他の者たちは大なり小なり不満を抱きながら引き下がることになる。精神科における学際的取り組みは往々にしてこのような結果に終わる、というのは穿った見方かもしれない。合意に達したいという願望は本当に存在するのだが、各専門家は、必ずしも故意にというわけではなく、自らが支持するモデルの立場を他のモデルから守ろうとして激しく議論しているのである。

実際、何らかの形で合意に達するというのは特段難しいことではないし、おそらくそのような議論を行っている人たちはみな、それに患者も、以下の点に同意するのではないだろうか。

(1) 精神科的ケアが必要な患者はみな生物学的な疾患単位であり、精神状態が異常であるために生化学的・病態生理学的・薬理学的な変化が起きており、ときには解剖学的な変化も起きている。

(2) 患者の疾患は、社会や周囲の環境と密接なつながりがある。すなわち、そこに関係する人たちはさまざまな思いを抱えた感情的な存在であり、そういった感情を表現するかしないかでしばしば葛藤が起こ

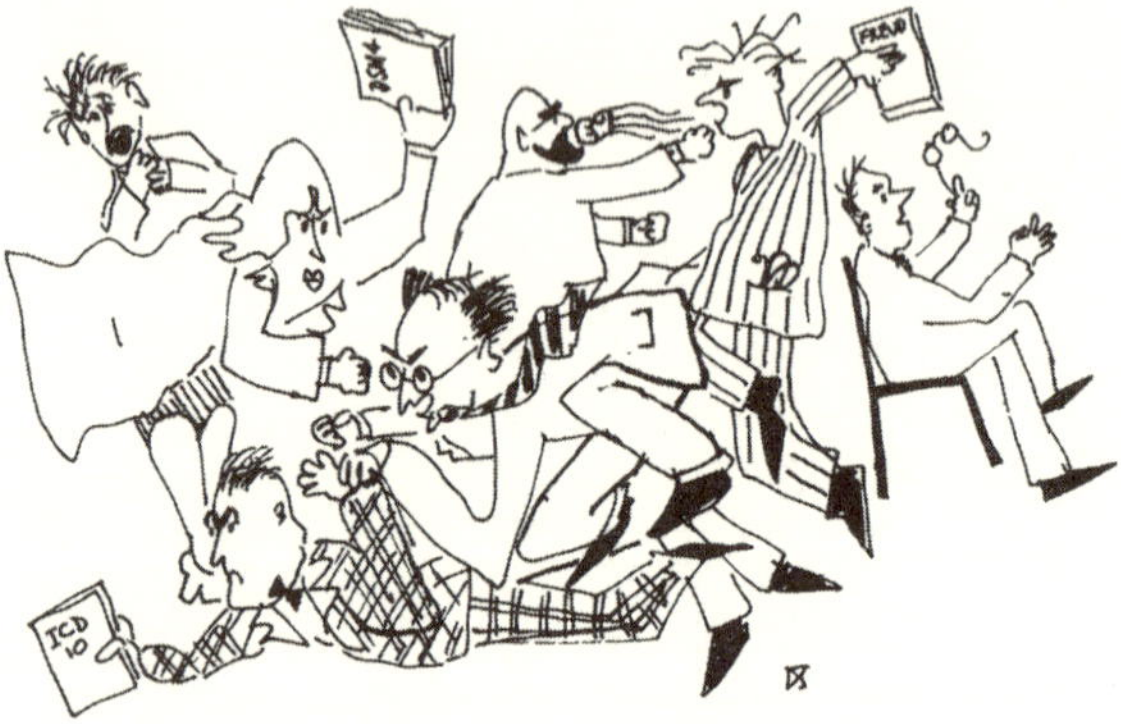

「そうして選ばれたアプローチはたいてい、
その議論の中で最も有力な人物が好むものである」

っているようである。

(3)　精神的苦痛を抱えた人たちは、非適応的な思考・行動に苦しんでいる。彼らの考え方は、少なくとも何らかの点においては不適切なものである。

(4)　患者の苦痛の大きさは、家族や、もっと広い意味での社会の態度・反応に左右される。

どのモデルを使うかを決めるにあたって、私たちはまず第一に、個人の問題を適切なモデルに組み込むための一般的な手続きを身につけている必要がある。しかる後に、そのモデルに合うよう治療やその他の処置を選択するのだが、必要に応じて他のモデルのアプローチを援用することも多い。一般的な手続きとは診断手続きのことであり、これは、精神科チーム内の「医学メンバー」の専売特許とされがちな領域であるが、近年ではすべての精神医療従事者にとって必要なものであるという認識が高まってきている。

精神科における診断

一般内科や外科ではたいてい一つの診断でこと足りるし、実際、決して複数の診断をつけないようにという教官もいる。精神科では、単一の診断ということはそれほど多くない。それでも、私たちの診断は能率的なものになってきている。ますます多くの人が国や文化を越えて共通の言葉で精神疾患を表現できるところにまで多くの診断が洗練されてきた、というのは近年の精神医学における進歩にほかならない。診断は、「国際疾病分類（ＩＣＤ）」と「精神障害の診断と統計の手引き（ＤＳＭ）」という二つの分類に体系化されており、前者は第10版（ＩＣＤ-10）が、後者は第4版（ＤＳＭ-Ⅳ）が現在使用されている。これらの診断分類は、それぞれ世界保健機関（ＷＨＯ）[38]と米精神医学会（American Psychiatric Association）[1]から出版されている。

多くの精神疾患では、診断がすっきりとした表現にはならない。しかし、これは診断など時間の無駄であるということではない。これまでの章で述べた各モデルの有用性を明らかにするために、診断分類の一つであるＩＣＤ-10について吟味してみよう。診断が有用である理由は、(1)精神保健の専門家や研究者らが共通の枠組みを共有することで、めいめいが何のことを話しているのかを理解できるようになる、そして⑵同じ臨床的特徴を持ち、治療法や転帰が似ている疾患群に対する効果的な略式伝達法としての役割を果たす、というものである。ＩＣＤ-10における主要な診断を表6-1に示す。

優れた診断というのは、それぞれの疾患を類似疾患から絶妙に区別できるよう、微妙な性質の違いを浮き彫りにするものである。このような精神科の診断は非常に少ないのだが、だからといって診断など役に立たないものとして捨ててしまうべきだ、とか、レッテルを貼って患者にスティグマを与え、それぞれの問題を固有なものにしている特徴を軽視することにしかならないとみなされるべきだ、ということにはならない。診断を批判し、他のシステム（その中で最も人気があるのはおそらく問題志向型アプローチに基づくものであろう）を用いる人たちも、そういった方法にも何らかの利点はあるものの、情報をすっきりした診断用語に単純化して伝達することができるとしたら、それはかなり効率的であるということがおわかりになるだろう。

そのためには、複数の診断を用いたり、「この診断は他の診断より重視されるべきだ」などと多少恣意的に決めたりせざるをえない場合もある。どのようにして複数のカテゴリーから診断がつけ

表6-1：国際疾病分類第10改訂版（ICD-10）の第5章の要約

主診断	下位分類	主要な特徴
器質性（F0）	認知症 せん妄 身体疾患による精神障害 脳疾患および脳損傷によるパーソナリティおよび行動の障害	脳機能不全が存在し、認知・気分・知覚・行動の障害が現れる
精神作用物質の使用（F1）	中毒状態、有害な使用、依存、離脱状態、アルコール・オピオイド・大麻・鎮静薬・コカイン・タバコ・幻覚剤・その他の薬物によって惹起される精神病	薬物使用の直接的な結果であり、かつ、その薬物を使用していなかったら起こっていなかった、と考えられるあらゆる精神障害が含まれる
統合失調症、統合失調型障害および妄想性障害（F2）	統合失調症 統合失調型障害 持続性妄想性障害 急性一過性精神病性障害 統合失調感情障害	器質的問題が原因ではない思考・知覚の歪みや気分の乱れが存在し、それらは統合失調症において最も顕著である
気分（感情）障害（F3）	躁病エピソード うつ病エピソード 双極性感情障害 反復性うつ病性障害 持続性感情障害	気分（感情）の障害を主徴とする一連の疾患であり、他の症状も現れるが、それらの症状は気分・活動の変化という背景の中で容易に理解される
神経症性障害、ストレス関連障害および身体表現性障害（F4）	恐怖症性障害 他の不安障害 強迫性障害 ストレス障害および適応障害 解離性（転換性）障害 身体表現性障害	歴史的に「神経症（neurosis）」の一部として認識されていた症状が最も著明に現れる疾患群であり、その原因は心理的なものかもしれない

生理的障害やホルモンの不均衡に関連した行動症候群および精神障害（F5）	摂食障害 心因性睡眠障害 性機能障害 産褥に関連した精神障害	これらの障害では、生理的要因やホルモン要因がその原因になっていることや、その障害と重要な関連を持っていることがある
成人のパーソナリティおよび行動の障害（F6）	パーソナリティ障害 持続的パーソナリティ変化 習慣・衝動の障害 性同一性障害 性嗜好障害	特定の行動パターンが持続しやすいことによって臨床的問題を呈する状態であり、「各個人の特徴的な生活様式あるいは自己や他者への関連づけの様式が現れたもの」である
精神遅滞（F7）	軽度精神遅滞 中等度精神遅滞 重度精神遅滞 最重度精神遅滞 他の精神遅滞	「精神の発達停止あるいは発達不全」の状態であり、通常、知能に関連した様々なスキルの障害が明らかになる
心理的発達の障害（F8）	会話および言語の発達障害 学力の特異的発達障害 運動機能の特異的発達障害 広汎性発達障害（自閉症など）	乳幼児期あるいは小児期に始まる状態であり、神経系の成長に関連した機能の発達に遅れが生じ、一般的に軽減することなく持続していく
小児期または青年期に発症する行動・情緒の障害（F9）	多動性障害 行為障害 行為・情緒の混合性障害 小児期の情緒障害 社会的機能の障害（小児期） チック障害 他の行動・情緒の障害	さまざまな障害が混ざったカテゴリーであり、唯一共通する特徴は、早期に発症し、動揺性あるいは予測不能の経過をたどることである

（国際疾病分類第10改訂版（ICD-10, 1992）の第5章より）

られるのかは、表6-1から容易に理解できる。著者らの一人が最近診察することになった、酔っ払って転倒して足を骨折した若い男性患者の例を考えてみよう（【　】にICD-10の診断名を示し、詳細なコード番号を付した）。この患者は手術室から戻ってきてすぐに診察を受けたのだが、その手術では、壊疽のおそれがあるため開放骨折に対して創傷の完全な清浄化（デブリードマン）が必要と判断され、全身麻酔が用いられていた。麻酔から覚めた後、混乱と失見当識を呈し、質問をしても意味不明なことをぶつぶつと言っているだけであった【F0カテゴリーにおける診断：せん妄（05・0）】。問題についての経緯を詳細に聴取することは不可能であったが、六年前からアルコールを大量に摂取していたことを認めた。半日以上飲酒しないでいると、必ずひどい胃痛と強い飲酒欲求が出現した【F1カテゴリーにおける診断：アルコール依存症候群（10・2）】。どうしてそんなに酒を飲んでいたのか尋ねると、比較的軽い抑うつ状態がずっと続いていて、それは飲酒によってある程度軽減し、耐えられるようになっていたのだと話す。しかし、酔っている時でも、多少気分が沈んでいた【F3の診断：気分変調性障害（34・1）】。また、対人関係に自信がなく、人に会うときまってじろじろ見られているように感じるため、ほとんどいつも不安を感じていると訴えた。知らない人たちの中にいるのは非常にきまりが悪く、できるだけそういった集団の中に入るのを避けようとした【F４の診断：社交恐怖（40・1）】。これまでの対人関係について尋ねたところ、思春期の頃から身近な人との関係が不安定であったことが判明。母親に過剰に依存しており、何度か実家を離れて生活しようと試みたものの、必ず母親の元に戻ってきてしまうという始末であった。酒が少し入ると外出して他人に会う自信が出てくるのだが、やはり母親への依存はゆきすぎといえるものであった【F６の診断：依存性パーソナリティ障害（60・7）】。子どもの頃は発達が遅れており、また他の二人の兄弟に比べて不安になりやすいというのもあって、両親から特別過保護に育てられていた。十二歳になるまで、月に五〜十回の頻度で夜尿が見られた。これについては病院で調べたが、とくに器質的な原因は見つからなかった【F９の診断：非器質性遺尿症（98・0）】。

これらの診断はいずれも、診断ガイドラインに結びついたわかりやすい説明になっている。こういった診断が正しく行われると、その診断基準を詳しく知っている聞き手（読者）にははるかに多くの情報が伝わる。いま述べた患者に対する診断リストを馬鹿にすることもできる。だが、効率を重視してこれらの診断をリストにすれば、このリストは先ほどの冗長な散文体の説明と少なくとも同じだけの情報量を持っているだろうし、ひとまとめにしてコード化するのもはるかに容易であろう。

他科の診断と同様、精神科の診断もそれに通じている人たちの間での略式伝達法の一種にすぎず、大部分の略式伝達法と同じように見た目にお洒落ではないものの、コミュニケーションには効果的なのである。

それでは実践場面での診断プロセスについてみていこう。評価は、通常三つの段階を経て進んでいく。そのうち二つは記述的なもので、三つ目は説明的なものである。説明的段階は、観察される事実を申告するのではなく、疾患の本質についての作業仮説を作る段階である。この段階こそが精神疾患の多様なモデルの出番である。

第一段階

この段階では、受診に至った理由を簡潔に記述し、問題志向型アプローチを患者の言葉に沿った形で正確に使用する（「眠れません、他人とうまく付き合えません、人生に喜びを見いだせません、みんなが私を攻撃してきます」など）。受診の理由がこれよりはるかに複雑で、多くの人が関係していることもあるが、そういったケースでは「誰がどのようなことで困っているのか？」という問いを立ててみることが適切かもしれない。(24・32)

第二段階

これは、一般に受け入れられている臨床的精神科診断を――もし存在すれば――行う段階である。精神科医をはじめとする精神医療従事者のところに舞い込んでくる問題のすべてが、精神疾患というラベルを貼ることでメリットが生まれるわけではない。たとえば、悲しそうな人、心配そうな人、逸脱した行動をとっている人に対して、「抑うつ状態」、「不安症」、「ボーダーライン」などというラベルを貼ることは、その人たちの感情や不適切な行動が本当に特別な介入を必要とするものでない限り、必ずしも有用とはいえない。しかし、これは本書ではこれ以上踏み込んで扱うことのできない非常に大きな問題である。この倫理・哲学的問題を追求されたい方は、他の書物をお読みいただきたい（文献9・33・12・17はとくにお薦めである）。

第三段階

患者の問題の本質についての作業仮説を構築する段階である。この段階では、私たちは科学的エビデンスよりも臨床経験に頼り、目の前の患者を構成していると考えられる多種多様な要素に対してしかるべきウエイトを配分しようと試みる。ある人の苦痛が起こり、持続することになった原因は、その人が現在置かれている状況にあると思われるかもしれない。別の人の苦痛は、過去の体験が影響しているようにみえるかもしれない。また別の人の苦痛は、生理的状態や遺伝的体質が影響していると考えられるかもしれない。こういったことに基づいて、私たちは最も役立ちそうなアプローチの種類（すなわち、社会的援助、行動トレーニング、個人精神療法、家族療法、薬物療法など）を決定しなければならないであろう。

ここで、精神科における評価法の二つの特徴について触れておく必要がある。一つ目は、分類の際に多軸評定法（臨床診断はその一部分にすぎない）を用いる傾向がますます強まっていることである。アメリカの精神疾患分類（DSM-IV）では、臨床診断はI軸であり、パーソナリティ、発達の遅れ、知的機能がII軸として記載され、身体状態、社会機能、ストレスへの反応といったものはどれも別の軸として記載される。これにより、互いに矛盾しない複数の異なった「ラベル」を用いることが可能になる。二つ目の特徴は、先ほどの三つの段階をすべて組み込んだ、多軸評定法に基づく診断定式化を行うことである。

病歴

◇第一段階

過量服薬し、救急病棟から紹介された男性。かかりつけ医はいない。一人暮らしだが、部屋の家主が「このままではいけない」と考え、同じことが繰り返されないことを望んでいたため、彼を病院につれてきた。唯一の親戚がスコットランドにいるが、音信不通になっている。

◇第二段階

診察時、抑うつ気分を認め、自殺について積極的に考えており、睡眠障害、興味の喪失、食欲減退、体重減少、将来への絶望感などの症状も見られた。これらの症状から、うつ病エピソードと診断される。

◇第三段階

この男性は、失職したことで今回の抑うつ状態へと至った。現在、顕著な抑うつ状態を呈しており、抗うつ薬が必要かもしれない。しかし同時に、幼少期の情緒的体験によって人生における大きな変化や喪失に対して極端に弱くなっていることも考えられるため、能力的な点でカウンセリングや精神療法の適応があるかどうかについても探っていくべきである。たとえ薬物療法や精神療法が有用であろうと、社会的に孤立していて社会技能が低いため、彼が長期にわたって職につけないであろうことは十分に予想され、職業的・社会的な面からの評価や援助が必要になってくるものと考えられる。こういったことを検討する一方で、彼の精神状態や社会的孤立、そして病歴は、いずれも自殺企図の再発リスクを高める要因となっているため、注意深く経過を観察していく必要がある。家主との今後の話し合いや親戚への連絡の実現可能性・有用性に関して、しかるべき許可を得た後に検討していくべきである。また、かかりつけ医に登録しなければならない。

異なったモデルは、どのように相互作用するのか？

ここまでに述べてきたさまざまな概念モデルどうしを併用してはいけないという理由はない。われわれのお薦めする総合的アプローチにはそういった併用の可能性を模索することが含まれている、ということが以下の部分でおわかりいただけると思う。

たとえば、子どもの血中鉛濃度と教育・行動上の問題との間に関連があることは広く認識されている。これは、鉛による大気汚染を改善するための対策が緊急に必要であるということを主張する根拠として十分なエビデンスだといえるかもしれない。しかし、教育・行動上の問題と、都市部の学校教育水準が低い貧しい街で（高速道路の影響などで）大気中の鉛が局所的に高濃度になっている地域に住んでいることとの間にも関連がある。ここで私たちがみているのは、社会‐経済的（それに政治的）要因が、子どもの素行や学業成績、神経生理学的状態と相互作用しているということである。

他の例として、嫌な体験をした状況に対する恐怖症――あやうく事故に遭いそうになったことで条件づけが起こった飛行機恐怖など——を発症する、というシンプルな行動モデルがある。臨床場面ではそういった単純明快なケースはむしろまれである。もっと多く見られるのは、特定の人に対してのみ異常なまでの動揺をもたらす状況の中で不安（または他の持続的な苦痛）が起こってくる、というものだ。多くの人たちが同じ体験（人ごみの中での不快感など）をしているかもしれないが、機能障害に至るような持続的な症状は起きてこない。しかし少数だが恐怖症を発症する人もいる。これは、ある人たちは他の人たちより人ごみという状況の中で刺激されやすいからなのか。ある人たちは生理学的に他の人たちと異なっている（すなわち非適応的学習に対して脆弱である）からなのか。それとも、ある人たちの情緒的発達が、その状況に対し、非常に強い不安を伴った個人的意味づけを与えるからなのか。誰もが同じ反応を示すわけではないため、明らかに刺激と反応の間には単一ないし一連の個人的特徴が介在している。これは、ある人においては生理学的な学習様式かもしれないし、別の人の場合は何をとくに恐ろしいと感じるかについての無意識的要因かもしれないし、また別の人ではパーソナリティ特性によって決まるものかもしれない。精神力動的要因と生理学的要因の両方が状況に対する個々人の反応に影響を及ぼし得る、と仮定することには何ら問題がないと思われるが、一方でこれらの要因のそれぞれがどの程度作用しているのかは個々のケースごとにさまざまであろう。

医学モデル（Medical Model）

あらゆるモデルの中で最も有名な（そして槍玉に上げられている）モデルについてここまで触れずにきたのはいったいどういうわけか、といぶかしむ読者もおられるかもしれない。「医学モデル」という言葉はさまざまな場面で誤用・誤解されており、とくに、このモデルと疾患モデルを同一視するのは誤りである、と著者らは考えている。第1章で述べたように、「医学の（medical）」という形容詞をめぐる混乱を考慮し、この表現を使用しないことにしてきた。「医学モデル」という言葉の由来は、疾患の身体的起源や治療法に関する発見の記録の中にではなく、医師–患者関係の性質の中に見られる。この関係には、他の専門分野における関係とはまったく違った元型的性質がある。この関係の中では、医師は、症状や徴候、そしてそれらが持つ意味についての特別な理解を持っており、それを用いて患者に診断を下したり、病気ではないという診断を下したりすることになっているのである。

他の専門家‐クライアント関係は、これとはまったく異なっている。職人は、棚を取り付けるにしろ、家を設計するにしろ、他人のために何かをする。弁護士は、クライアントの代弁者として、そうすることの功罪が何であろうと、引き受けたケースをクライアントに最も有利な方向に持っていく役目を務める。警察は、法律で禁止されていることをするのをやめさせる。クライアントの「中」に神経症的葛藤を見出し、この「異常」に対する治療を行おうとするような精神療法家やソーシャルワーカーは、医学モデルを用いているといえるだろう。他方、問題は、個別の疾患ではなく、家族という集団の関係性にある、と考える家族療法家やソーシャルワーカーは、真に異なったアプローチをとっているのである。

医学モデルは、われわれの定義では、個々の疾患の診断がその中核をなすモデルであり、それぞれの疾患に対してどの概念

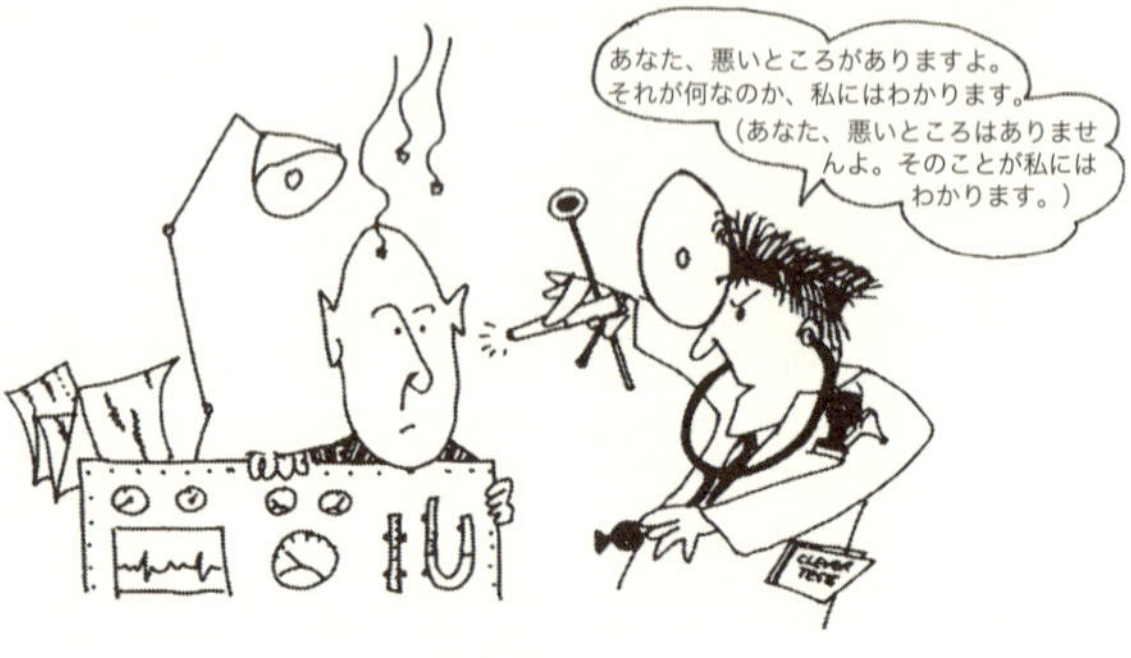

「医学モデル」

モデル――すなわち、疾患モデル、精神力動モデル、認知行動モデル、あるいは一部の社会モデル――を用いるかということには無関係である。これは純観念的モデルではなく実践的モデルであって、純粋主義者には面白くないかもしれないが、それに基づいた実践では、うまくいかない評価モデルやマネジメントモデルは放棄し、うまくいく方法を採用するということが躊躇なく行われる。保守派にはさらに不愉快なことに、医学モデルでは、診断にはあるモデルを用い、治療には別のモデルを用いるということがごく普通に行われる。たとえば、ある患者について、その不安の本質は精神力動的な言葉を用いると最もよく理解できるが、最も効果的な治療は行動療法である、などと考えるかもしれない。あるいは精神遅滞を持つ子どもの知的障害の本質は神経生理学的なものだが、必要な治療は教育、社会生活技能訓練、それに家族療法――これには親の苦悩や失望感に対して精神力動的に働きかけることも含まれるはずである――の組み合わせである、と考えることもあろう。

以下では、本書で扱ってきた四つのモデルのそれぞれが、どのようにすれば効果的に、かつ他のモデルと調和する形で用いられるのか、ということを述べる。

モデルを疾患に適合させる

これらの四モデルがもっと平和に共存できるよう、モデルどうしを結びつける方法はあるだろうか。一見難しそうに思われるかもしれない。どうすれば、症状をまったく同時に、異常な思考・行動様式として（認知行動モデル）、社会的な力の産物として（社会モデル）、真の精神的葛藤をかすませる煙幕として（精神力動モデル）、そして症候群を構成する基本要素として（疾患モデル）とらえることができるのか。なるほどこれはあらゆる精神疾患や心理的苦痛に対して行うことはできない。しかし、各々のモデルは、精神医学のある側面に対し、他の側面よりもうまく光を当てているということにすでにお気づきであろう。疾患モデルは、明らかな疾患がすでに存在するような精神病（すなわち躁うつ病や統合失調症、また、認知症のような精神症状を伴う器質疾患）にぴったりである。精神力動モデルの力を借りると、他の見方では何ら意味を持たないように見える普通の行動も病気の症状も、うまく理解できるようになる。社会モデルは、精神疾患を持つ人たち、とくに症状があまり重くない人たちは、家族や社会・文化的背景から切り離して考えることができない、ということを示している。認知行動モデルの十八番は、機能障害の原因となっている症状に説明を与え、それに対処することである。

また別の観点からは、認知行動モデルと疾患モデルの目標は集中的な治療にあるのに対し、社会モデルと精神力動モデルは、やはり治療を組み込んではいるものの、その主眼を原因・誘因の理解に置いているといえる。精神科のさまざまな治療法は、モデルにきれいに沿ったものになっている。薬物療法や電気けいれん療法（ECT）、精神外科的手術などのような身体的治療は疾患モデルに、精神療法は精神力動モデルに、社会復帰促進や社会生活技能訓練、ニドセラピー、社会工学（これは社会学や経済学、政治学の一部である）は社会モデルに、そして認知行動療法は認知行動モデルに関連している。こういった治療分野が相互に排他的なものであったとしたら、異なるモデル間の対立もあまり起こらないのであろうが、オーバーラップしているために論争が始まることになる。精神療法家は行動主義者や「器質的な」精神科医が患者の個別的な側面を見落としていると思っているし、逆もまた同様である。これは臨床的・観念的な問題である。それぞれのモデルに対して研修カリキュラムへの影響力をどの程度持たせるべきか、という話になると大論争が巻き起こり得る。しかし、理論的・学問的な目的にとっては、各モデルにそれを支持する者、探求する者、教える者がいるというのは何ら悪いことではない。よい臨床・研究・教育を行うには、すべてのモデルのプラス面を真摯な姿勢で取り入れることが重要である。誰が治療者であろうと、どのモデルも（あるいはすべてのモデルが）次の患者に役立つかもしれないのだから。

統合モデルの中心的理念

- 私たち一人ひとりには、生物学的機能から個人的意思決定までに及ぶいくつかの機能レベルがある
- 精神疾患を発症すると、一つないし複数のレベルに影響が出る
- 疾患の経過の中のさまざまな時点で、主たる機能障害のレベルが変わるかもしれない
- 精神疾患の各モデルは、特定の一つの機能レベルに結びついている
- 精神疾患をうまく治療するためには、主たる障害のレベルを適切なモデル――そしてそのモデルのマネジメントの哲学――に結びつける必要がある

心理的苦痛の程度、疾患の重症度

精神疾患は徐々に発症（または改善）する場合が多く、また、さまざまな時点において病気の特徴が変化する、ということは心に留めておく価値がある。外的な力によって自分の心がコントロールされている、という妄想を持つ急性期の統合失調症患者は、それから五年たち、派手な症状はなくなっているものの、感情鈍麻や社会的ひきこもりの症状が存在し、元の社会的環境に戻ろうとする際に生じてくる問題を抱えているようなときには、以前とはかなり異なった臨床像を呈しているといえるかもしれない。モデルの適用を考える前に、疾患の多様なレベルや、それが正常な精神機能・行動をどの程度妨げているのかを考慮することは有益である。疾患がこのように年を追って進行していくものではない場合であっても、経過の中で起こってくるものの一部、あるいは全部が、精神疾患における機能（機能不全）の諸相を示している。そういったレベルは、一方での軽い心理的苦痛に始まり、行動変化という症状を経て、もう一方の極としての正常機能の崩壊までへと及んでいるのである。

第1レベル：心理的苦痛

本人は、自分の中に新しく起こってきた心理状態に気づいており、この心理状態の多くは、悲哀、神経質、緊張、困惑、イライラ、怒りなどの不快なものである。こういった心理状態が正常なときより頻繁に出現するのだが、たいていその直接的な原因はわかっている。たとえば、「マタニティブルー」と呼ばれているものはこの範疇に入る。出産後は、ホルモンを含めた大きな生物学的変化が起こるが、それだけではなく、手がかかり、時間もとられるか弱い赤ん坊というきわめて大きな変化も訪れる。母親は毎晩何度も授乳に起きるため睡眠不足になり、この新しい家族の誕生に適応するまでは母親と父親の間にストレスが生じ、さらには、それまでの出費によって減ってしまった蓄えを少しずつ回復しなくてはならないと思うのに、なにかと物入りになるのである。このような精神的な苦痛は「神経過敏」というありふれた言葉でまとめられ、一時的な現象とみなされることが多い。こういった感情は、心理的苦痛をもたらしはするものの、ほとんど誰にでも起こるものであり、そのことによって精神疾患と区別される。同様に、二度の世界大戦で戦った前線の兵士たちの緊張やストレス（たとえば第一次世界大戦では、塹壕戦における人員の減少が極度の精神的苦痛をもたらしたことは想像に難くない）は、万人に起こる現象と考えられる。そういった状況では、苦痛や恐怖を感じないほうが異常である。そこで体験される症状は、多岐にわたる変わりやすいものであることが多く、ストレッサーが取り除かれると必ず改善する（心的外傷後症候群に見られるように、もし改善しなければ、それは心理的苦痛ではなく精神疾患の始まりと考える）。

ストレッサーが内面的なものである場合、事はそれほど単純ではない。たとえば、統合失調症の初期に見られる精神的ストレスはまったく異質なものである。本人は、何か変なことが起こっていると気づいている（この状態は「妄想気分」と呼ばれることがある）ものの、その感覚がどこからきているのかはわからない。彼は、その答えを妄想という形で外の世界に見いだすことになる。しかし、病気の初期における本人の感情は、外的なストレスによって苦しんでいる人たちの感情とほとんど変わらない。

第2レベル：症状

この時期では、持続する心理的葛藤が精神的・身体的な訴えとして表現されやすくなる。こういった訴えは、ときに非常に明確なものになり、誘因とそれほど直接的には関連していないことがある。自分の感覚や行動が正常ではない、という認識は保たれている。

慣習的な専門用語を使うと「病識が保たれている」（この言葉が厳密にどのような意味で用いられているかは巻末の「用語解説」を参照していただきたい）のであり、その人は正常に機能したくて必死に自らの障害をカバーしようとするため、一般社会の中ではまったく正常なように映るかもしれない。この段階でも、症状は行動に明らかな影響を及ぼさないため、普通に観察するだけでは何らおかしなところが見つからない。一般によく見られる精神疾患の症状の大部分はこの段階で登場する。広場恐怖症患者の恐怖、強迫観念を主体とする強迫性障害患者の執拗なこだわり、うつ病患者の絶望、心気症患者の健康へのとらわれ、不安障害患者の絶え間ない不安やパニック発作、といったものはすべて症候学的に同等である。第1レベルにおける症状とは違い、こういった感情は普遍的反応として説明がつくものではない。これらは、少数の人たちにのみ、不適切な形で起こってくるのである。このような特有の症状はあるものの、そういった症状が最も強く現れる短い期間を除けば、患者の機能状態はかなりよく、精神機能も十分に保たれる。この段階にある人では、誘因になっていそうなものを取り除いてもまず状態は改善しない。不調を抱えたまま生活していくことになり、環境や仕事、社会的つながりを変えるだけでは問題の解決にはならないのである。

第3レベル：不合理な思考

いったん症状が持続するようになると、思考の歪みによってそういった症状が強化されはじめる危険性がある。第4章で見たように、社会的にひきこもったうつ病の人たちは、自分と関わりたいと思う人などいない、という「心的構え（mental set）」を持つようになりやすいし、説明のつかないパニック発作は身体疾患の症状と誤解されやすい。こういった思考様式はかえって症状を強化することになり、そうなると症状が慢性化する恐れがある。

第4レベル：行動の変化：対人関係の障害

第3レベルの症状がさらに重症化・長期化すると、行動に変化が現れる。広場恐怖症の人は、公共の場、スーパー、公共交通機関などで恐怖を味わうくらいなら、こういった状況を避けたほうがましだと考えるようになる。同様に、強迫性障害の患者は、長期にわたって頻繁に繰り返している手洗いなどの儀式行為によって、ひっきりなしに起こる疑念や反芻思考による緊張が一時的に和らぐと感じるようになるし、うつ病の人は、社会からひきこもり、誰と会うのも拒絶するようになって孤立感や絶望感が強まっていく。行動の変化は「どうもおかしい」という外界へのシグナルである。こうなると、平静を装おうとしても行動や社会機能の変化は隠せない。この変化が非常に劇的なものである場合、それが症状にすっかり取って代わったように映ることもある。たとえば、広場恐怖症は女性に多いのだが、この疾患は外の世界を完全に避けるところにまで悪化し得る。つまり、この著しい社会的障害を呈している状態にあっては、本人の症状がなくなる場合があるのである。

ところで、ある人の状況がここまで変化しているにもかかわらず他の人がまったく巻き込まれていない、などということはあり得ない。本人が（いま述べた患者のように）自宅にこもりっきりでいられるよう、周囲の人たち――通常は家族――もまた適応を迫られる。前述した広場恐怖症の女性の夫の場合、「あきらめて」自ら買物に行ったり子供に行かせたりしようと決心するのは一つの適応の形である。一方、こういった対応が果たして有益なのか、と問うのはもっともなことであろう。

このレベルでは、他のタイプの異常行動も起こる。症状と関係しているものもそうでないものもある。知的障害を持つ子どもにおける自分で食事をとることが難しいというような基本的な問題から、長期のズル休みや頻繁に繰り返される自傷行為などといったもっと複雑な行動まで、多様なものが含まれる。そういった行動は非生産的で、有害でさえあるため、異常とみなされる。こういう行動はいっこうに問題解決につながらないし、問題を悪化させることすらある。このレベルでは、気分がすぐれないという理由で患者自らが助けを求めているわけでは必ずしもない、という点でこれまでのレベルとは異なっていることにお気づきのことと思う。異常な行動を呈している本人は自らの行動を異常とは思わず、主に他者――すなわち「社会」――がその行動を変えようとして動き出すということがあり、こういった状況はパーソナリティ障害に対する見方として一般的なものである。このことは、以前のレベルでは必ずしも問題にはならなかった、患者への対応の倫理的側面に関する問題を提起することになる。

このように、どのような理由であれ行動が常軌を逸したものになると、最も身近なところでは家族の問題から、より遠くは文化・社会的な期待に至るまで、さまざまな社会機能や社会的関係に影響が及ぶことがわかる。

第5レベル：解体

これまでのレベルでは、特定の領域の機能不全や障害を除けば、患者はおおかた正常に機能することができた。精神疾患の第5レベルでは、この境界は弱まり、消失することさえある。異常は顕著なものになり、あらゆる精神活動に影響を及ぼし得る。思考・感情・行動はどれも影響を受け、パーソナリティがガラリと変わってしまったように見える。「精神病」というあいまいな言葉は通常、この程度まで至った障害に対して用いられる。精神機能の全体が障害され始めるため、自分が病気であるという認識も失われることが多い。このように病識が欠如しているため、患者本人の同意なしで治療を行わざるをえない場合があり、そうすると倫理的な問題が生じることになる。もはや「現実」は本人にとっての世界の見え方を決定するものではなくなり、事実に反する確信（妄想）や誤った知覚（錯覚・幻覚）が起こってくる。さらには、自分自身の精神機能をもはやコントロールできなくなり、外部の力によってコントロールされるようになってしまった、と感じるかもしれない（被影響感情・コントロール妄想）。こういった状態は、説明のつかないことに対して何とか説明を与えようとする中で起こってくる、という面があるかもしれない。世界がわけのわからないものになると、その世界に対して何らかの秩序を与えるために内面的な再構築を行わなければならなくなるのだが、この秩序は他の人たちとは共有できないものになりがちなのである。

このような解体が起こると、統合された機能という体裁など消し飛んでしまう。言語的・非言語的なコミュニケーションによって正常な対人関係を営むことは不可能になり、空腹やのどの渇き、性などの重要な動因に混乱が起こる。こうなると、病気を治療するために、そして――それと同じくらい重要なこととして――本人の広い意味での健康と他の人たちの安全を守るために、入院が必要になることが多い。病気がこのレベルにまで達した患者が回復し、正常な現実感覚が戻ってきたときには、調子が悪かったときにどんなふうに感じていたのか思い出せないことが多い。これは驚くにあたらない。というのは、精神病のときの物事の見方と健康なときの物事の見方を統合するには、並々ならぬ能力を要するであろうからだ。もしかするとこのことが、この程度にまで至った病気とそれ以外の状態との重要な質的違いを最も的確に示しているのかもしれない。この段階における心理的体験は、正常な心理的体験、神経症症状、認知の誤り、行動の変化などとは異なった次元のものなのである。

精神疾患が進行していく段階

ここで述べた疾患の各レベルどうしには明らかに重なっている部分があり、これらのレベルを厳密なカテゴリーと考えることはできない。ここでいうレベルは公式診断と同じ次元のものではなく、ある一つの疾患の経過の中でも、これら五つのレベルのあらゆる組み合わせが見られる可能性がある。例として、夫の死後に発症した、ある女性（X夫人）の重症うつ病の経過を見てみよう。彼女はこの喪失後すぐに服喪期間に入るのだが、このプロセスは社会的儀式という形をとることが多く、儀式の内容は本人の文化的背景によって決まってくる。これは、数日のこともあれば、数週間から数カ月続くこともある。第1レベルでは、抑うつ症状の直接的原因は明らかであり、友人や親族といった集団の支えの中で正常な悲嘆反応が起こった場合、その喪失に対する健全な適応が可能になる。もしこの女性が正常な悲嘆反応を抑制されたり妨げられたりすると、症状の現れてくる第2レベルへと進む。たとえ抑圧と否認の機制を駆使して、うまく喪失に適応しているように見えたり、「よく乗り越えたね」と周囲からほめられたりしたとしても、抑うつ気分が彼女の内部に巣食っていくことになる。実際、向き合う気持ちと抑圧する気持ちの間でバランスをとることは、喪失への健康的な適応の一部なのかもしれない。

この女性がネガティブな自動思考の堂々巡りを始め、夫の死の責任の一端は自分にあるとか、自分は他の人にとって迷惑な存在でしかないなどと考えるようになると、第3レベルに入る。さらに、社会的ひきこもりや回避によって第4レベルへと進んでいく可能性もある。もはや喪失に適応しようという努力を一切やめてしまったように周囲の目に映るようになり、彼女が孤立していこうとするのを他の人が食い止めるのは不可能になる。そして、ついには貧困妄想や微小妄想、罪業妄想が出現し、妄想様の観念や不快な批判的内容の幻聴を伴った精神病性うつ病を発症する。こういった症状から彼女が受け取るメッセージは、自分は役立たずで、友人や身内に迷惑をかけないようにするには自殺するしかない、というものである。この段階では彼女はもはや自分が病気であるとは感じなくなり、嫌な気分に覆いつくされる。顕著な食欲低下と体重減少、便秘、早朝覚醒を伴う睡眠障害など、重症うつ病に特徴的な身体的変化が見られ、極度の絶望感や自尊感情の低下を伴って抑うつ気分がますます悪化していく。彼女は、自分がみんなにとってひどい重荷になっていると感じており、自尊心がはなはだ低下しているため、いまや自殺を考えるようになっていても無理はない。その一方で、彼女は他の人たちからさまざまな反応を誘発する。これには共感、不安、悲しみ、怒り、さらには複雑に入り混じった感情もある。

疾患によって、これらのレベルの一つしかはっきりとは現れないかもしれないし、二つか三つのレベルが明らかになるかもしれない。しかし、その疾患が出現する際には、この五つのうちのどのレベルでも現れてくる可能性があるのである。このことは、どのように説明されるのであろうか。

モデルの階層（ヒエラルキー）

私たちの誰もが、日常生活の中で階層を意識している。私たちはみな、自分の脳が処理できる量をはるかに超えた情報に対処していかなければならず、そのため情報を処理の可能な形で整理する。階層は、私たちの内部だけでなく、外部にも存在する。その最もわかりやすいものは大きな組織の構造に見ることができる。通常、組織では、最下層を構成する人たちが大部分を占め、最上層に位置する人が最も少ない。階層の一般的特徴は、上位のレベルの階層は、下位の階層の特性を包含しているということである。たとえば、国際的な大会社の社長は、あらゆるレベルでその会社を代表しているとみなされる。組織の最下層の機能に影響を及ぼす重大なスキャンダルが起こったとしたら、たとえ事の状況やそのスキャンダルにかかわった職員を直接知らなくても、社長は責任を追及され、辞職を余儀なくされるかもしれない。

精神医学のモデルも同様の階層構造を持っている。これを図6-2に示した（本書では認知モデルと行動モデルを一つにまとめているが、ここではこの二つを別々にしておいたほうが便利である）。ごく些細な精神的動揺（就職面接に落ちて怒りを感じたり落胆したりする、など）は、何らかの診断がつくようなものではないが、社会機能の障害を起こすことは確かであり、社会モデルの

疾患モデル
行動モデル
認知モデル
精神力動モデル
社会モデル

図6-2：モデルの階層。上位のレベルが、自らのレベルと下位にあるすべてのレベルの特徴を包含する、真の階層であるという点に注目していただきたい

範疇に入ってくる。しかし、第2レベルで特定の症状が明らかになった場合、精神力動モデルが用いられるかもしれない。非適応的な思考が目立ってくれば認知モデルが最適だし、そういった異常が主に行動面に見られれば行動モデルが使用される。このように、モデルの階層は適切な治療計画に直接つながっていく。そしてこの治療計画には、そのモデルと同じレベルの治療に加え、それより下のレベルの治療も組み入れることができるのである（図6-3）。

疾患のレベルにモデルを適合させる

前章までに論じてきた精神疾患のモデルは、本章で述べた疾患のレベルに多くの点で対応していることにお気づきになったかもしれない。この階層モデルは、精神疾患の各レベルには、そのレベルの疾患にのみ正しく適用できる適切なモデルが存在する、ということを示している。疾患が別のレベルに移行すると、他の単一ないし複数のモデ

疾患モデル （抗うつ薬　かつ／または　精神病症状を治療するためのECT）
行動モデル （外向的な社会的行動に報酬を与える）
認知モデル （合理的思考を強化する）
精神力動モデル （感情の表現を促し、適応を促進する）
社会モデル （夫の死後のサポートとケア）

図6-3：X夫人のケースにおける、モデルと治療の対応づけ

ルが適用できることになる。疾患のレベルは、用いるモデルに対応しているのである。

疾患の第1レベルでは、感情面の小さな変化が起こるだけであり、精神科的治療が必要になることはまずないため、社会モデルが適切である。第2レベルで特定の症状が明らかになれば、精神力動モデルが用いられるかもしれない。非適応的な行動反応や非機能的な思考が現れると、第3・第4レベルである。最後は疾患モデルであり、これは第5レベルの重症疾患のために残しておくべきである。

しかし、これに固執しすぎるのはよくない。ある疾患の経過の中のさまざまな時点で、これらのレベルが次々に現れてくる可能性があるため、治療者は、この疾患にはこのモデルが適している、といった前提を持つことはできない。それでも、疾患の中には主に同じ一つのレベルで現れてくるものがあるため、ある一つのモデルが優勢になる傾向があるのであろう。

本書の第1章で、モデルは、事実に即していて、介入にとっての首尾一貫した基礎になっている場合にのみ有用である、ということを強調した。これは「科学的根拠に基づく医療」の哲学の一部をなすものである。モデルは、純理論的観念ではなく、実践的道具なのである。ここで提唱するモデルの組み合わせが有用であるかどうかを検証するためには、この新しい統合モデルは優れた精神科実践に矛盾しないか、このモデルは何かしらのことを予測しているか、といったことを見ていく必要がある。

第5段階：疾患モデル

先ほどのうつ病患者に戻ろう。私たちのモデルは、このX夫人の問題を理解し、治療するうえで助けになっているであろうか（図6-3）。たいていの精神科医は、この患者が第5レベルに至ってから診察することになるのだが、その頃には精神病症状が明らかに認められ、自殺の危険から入院が必要になることが多い。彼女のうつ病の原因の一部が死別にあるというのはさほど技術や知性がなくても理解できるであろうが、この段階では根底にある原因は目下の関心事ではない。この医師が向き合っている女性には、自殺のリスクがあり、栄養不良と不適切なセルフケアのために身体疾患のリスクも高まっている可能性がある。この患者は病者役割にがっちりと組み入れられているが、それは、彼女が病気を演じているからではなく、病気だからである。彼女の精神機能は症状が重いため不安定になっており、必ずしも本人の協力がなくとも治療に関する決定を行わなければならない場合がある。そうなると本人の同意なしで入院させ、電気けいれん療法（ECT）や抗うつ薬による治療を行わなければならないかもしれない（こういったことは、階層の下位の段階では考慮する必要もないことであろう）。治療のこの「疾患」期においては、病院の環境であったり他の患者や医療スタッフの態度であったりといったものの大部分は、治療にとって本質的ではないが、それらは回復していくにつれ非常に重要になってくるため、軽視してはならない。

第４段階・第３段階：認知行動モデル

患者の精神症状が改善するとともに、うつ病の背後にあるネガティブな思考がより前面に出てくる。罪悪感を抱いたり、夫の死は自分のせいだと感じたり、夫がいないと生きていけないと考えたりするのは、うつ病を長引かせることになる不適切な思い込みである。彼女のうつ病が、以前の

「認知セット」――そこでは、快方に向かう可能性はすべて否定され、病的な思考が脳を支配する――を再び伴うようになるのを防がねばならない。病棟のスタッフは、認知療法家が有するような特別なスキルをまったく必要としないかなり単純なレベルで、患者の気持ちや考えにそっと寄り添い、夫への追慕の情を持ち続けながら夫亡き後の生活に順応していくことは可能である、ということを彼女にわかってもらうための手助けができる。

治療に反応するにつれて妄想や幻覚はなくなっていくものの、社会的にひきこもった状態は続く。おそらく彼女は規則正しく食事をする気にはならず、ほとんどの時間を一人ですごしたいと思っているだろう。この時期には、夫のことを繰り返し考えてしまって、重症のうつ病症状がぶり返してくる危険性がある。看護スタッフは、このひきこもりに対処すべく、彼女がもっと外向きの行動をとるようにもっていき、一人でもの思いにふけってすごす時間を減らそうとする。スタッフはまた、他の患者と一緒に食事をとるよう勧めたり、症状のことばかりを堅苦しく話し合うのではなく打ち解けた感じで話しかけたり、さらには、作業療法の中で他の患者にケーキを焼く、病棟のグループ活動に参加するなどといった小さな前進が見られたときに彼女をほめたりする。

第2段階：精神力動モデル

彼女が自信を取り戻し、再び社会に向き合えるようになると、第2段階へと移行する。ここでは、初めのうちは痛みを伴う作業になる可能性があることを認識しつつ、亡き夫に対する彼女の思考や感情を探っていくことになる。喪失に再び適応することによって、彼女は正常な悲嘆のプロセスを経て、満足のいく健康的な形で自らの世界を再構築できるようになるのである。この段階は、入院治療を終えて退院した後にデイケアやクリニックで行われることが多い。精神療法家なら、このプロセスが順調に進んでいくよう、この段階で彼女を診察する場合もあるだろうし、そうでなくとも、少なくとも治療にあたっているスタッフにはスーパーヴィジョンのセッションで顔を合わせるであろう。

第1段階：社会モデル

疾患の第1レベルは、彼女が退院した後、外来でフォローされているときや、地域ケアチームの援助下にあるときに意味を持つようになるであろう。彼女は多くの点で夫の喪失に適応してきたものの、長い年月を共にすごした家の中でひとり座っていると、夫のことを思い出さずにはいられない。他の四つの段階の治療を首尾よく終えたなら、あとは、住む場所を変える――彼女がより多くの社会的なつながりを持っている場所が望ましい――ことが、喪失への適応とうつ病の治療を完全なものにするために唯一必要なことである。

疾患の経過の中で、あるアプローチから他のアプローチへと変更するのは、階層の別の段階へと移行しているにすぎない（図6-3）。この概念は、画期的などとはとてもいえるものではないのだが、しかし、明確に示されることはめったにない。一般医学では、高血圧のような疾患について同様の見方ができる。第5レベルでの重要な局面は、薬物療法などの医学的方法によって血圧を下げることであるが、これが達成された後には患者個々のニーズやパーソナリティを考慮する必要がある。すなわち、ライフスタイルや職場のストレス、私生活での人間関係などについてのアドバイスが重要になるのだが、その大部分は医療以外の場所に求める必要があるだろう。

この階層アプローチはまた、疾患のレベルと合っていないアプローチは成功しないであろう、ということをうまく予測している。一般によく広まってはいるが今では流行らなくなった見方に、統合失調症は本物の病気ではなく、過酷なまでに体制への適応を要求する社会に対する人間の自然な反応である、というものがある（この考え方は、それを広めたロナルド・レインのものであるとされることが多い）。その犠牲者は、統合失調症という形で気が狂ったようになることによってのみ、社会から押し付けられた鋳型を打ち破ることができるというのだ。ゆえに統合失調症は「健康に向かって大きく前進する」ためのものであり、この仮説によると、患者ではなく社会を変えることによって、われわれのモデルにおける第1段階で統合失調症を治療するのが最善であるということになる。これまでにこの説の検証が試みられてきたものの、そのエビデンスは例外なく否定的なものである。患者は、統合失調症を経験することで健康になったりはしなかったのである。この病気を疾患モデルで治療しなければ、病気が強固に持続して慢性化し、パーソナリティが取り返しのつかない形で変化してしまうことが予想される。同様に、われわれのモデルの「疾患」段階を用いて第1レベルの病気を治療することに対する否定的なエビデンスもある。貧困や劣悪な住まいによって不利な状況に置かれて苦しんでいる人たちを、入院や薬物療法によって治療することは無意味なのだ。こういった変化を与えることで一時的に嫌な気持ちは取り除かれるであろうが、根本的な苦境が変化するわけではなく、問題を「医療の対象とする」ことによって、患者が自ら状況を変えようとして行動を起こす妨げにさえなるかもしれない。

こういったことの中間段階を考慮した場合、境界線はそれほど明確には引けなくなる。たとえば、外出をことごとく避けている重度の広場恐怖症患者は、第４レベルとして行動療法的に治療されるかもしれない。恐怖を抱いている状況に徐々に曝露させたり、不安が消失するまで恐れている状況にとどまることによって条件づけられた回避を妨害したりすることが効を奏する場合もあるが、持続的な不安やパニックのために失敗することもある。

この疾患の最も重いものでは、患者はあらゆる物事に対する「汎恐怖症」を呈し、そうなると第５レベルに達しているといえる。したがって、行動療法の妨げになっている心理的なパニックを軽減したり抑えたりするために薬物療法を行うことが適切である。同様に、行動療法に反応している恐怖症患者には、残っている恐怖症的回避によって新しい不安症状を発症するのを防ぐために認知療法が必要かもしれない。また、恐怖症がどのように患者自身あるいは身近な親族によって（必ずしも意識的にではなく）さまざまな理由で操作されてきたのかを理解するために、精神療法的介入が必要になる場合もある。それが解決されない限り、恐怖症が再発するおそれがある。

原因と病理

治療について行ってきたのと同様のやり方で、精神疾患の原因とレベルを合わせることができる。ただし、原因――より専門的な言葉を用いると「発症要因」である――を明確にしようとする際には注意を要する。病気がさまざまな時点で五つのレベルのどの特徴を現してくる可能性もあるのと同じように、病気の原因も五つのレベルすべてに影響を及ぼし得る。しばしば「原因」と「きっかけとなる出来事」が区別されるが、これは、根本的な違いではなくレベルを区別するものである。きっかけとなる出来事は、階層モデルではたいてい第1レベルだが、そういった出来事は他のレベルでの変化をもたらし得るのであり、疾患の性質はこれらすべての変化の結果として決まってくるものなのである。

きっかけとなる出来事への反応は人によってさまざまであるため、一見したところの原因によって精神疾患を定義するのは誤りである。たとえば、「反応性うつ病」という用語は、いわゆる「内因性うつ病」などとは違った種類のうつ病が存在するようにとらえられてしまうため、使用をやめるべきである。その「反応」が、たとえそれがどのような性質のものであれ、脳内の特定のアミン

（セロトニンやノルアドレナリン）の濃度の顕著な低下を招くとしたら、その臨床像は内因性うつ病患者のものと同じになるであろう。その反応が起こっているのは第1レベルにおいてであるが、それは第5レベルでの変化につながっており、こういったものの総体がうつ病の性質を決定しているのだ。

ほとんどの精神疾患は、単一または複数の外的な誘因によって発症のタイミングが決定されるのだから、ある意味で反応性なのである。

しかし、実際に疾患の性質を決めているのは根底にある素因であり、病気の現れ方に関連しているのはこのレベルの発症要因である。精神疾患を決定するうえでの根底にある素因の重要性や、そういった素因が発症要因とどのように関連しているのかを説明するために、例を一つ挙げる。

5人の人たち――ここではAさん、Bさん、Cさん、Dさん、Eさんと呼ぶことにする――が、ある交通事故に巻き込まれたが、誰もひどい怪我はしなかった。Aさんのパーソナリティは安定しており、精神疾患にかかったことはない。彼女はこの事故の体験からの立ち直りが早かったが、事故後の短期間は、選択の余地があるときには車よりも電車での移動を好んだ。Bさんは、不安になりやすいやや不安定な男性で、六年前に母親の元を去ったのだが、その後の生活にいっこうに適応していない。この事故の後さらに不安が強くなり、これといった理由もないのに突然パニック発作を起こすようになった。Cさんが子どもの頃、Cさんの母親は広場恐怖症にかかっていた。Cさん自身は広場恐怖になったことはなかったが、事故後、車での移動に対する恐怖症を発症した。この症状はその後悪化して自宅からのあらゆる外出にまで及ぶようになり、重症の広場恐怖症へと至っている。Dさんは事故後、抑うつ的になり、避けがたい自らの死について繰り返し考えることをやめられなくなった。Eさんは、父と祖母が重症のうつ病エピソードを経験したことがあり、Eさん自身も以前うつ病エピソードや軽躁エピソードで入院している。Eさんは、初めのうちは事故の影響を受けていないように見えたが、数週間後、突然過活動になって落ち着きがなくなり、ほとんど睡眠をとらなくても平気になった。高揚気分とイライラが交互に出現するようになって、「このまま地球での生活を続けていくという考えは刺激に欠ける」ということで、火星に行くための宇宙船を作る計画を練るに至っている。

この五人はみな同じ体験をしたが、発症要因の組み合わせが異なるため、その体験に対する反応も異なっている。Aさんは事故にのみ反応したのであり、これは乗り物の力だけでなく、社会的な力にも関連するといえるだろう（第1レベル）。Bさんは母親との関係に起因する未解決の不安を再び活性化させている（第2レベル）。Cさんは全般化した回避を伴う広場恐怖症を発症したのであり、この行動パターンは、遺伝的素因にも起因するが、それと同じくらいかそれ以上に、広場恐怖症の母親の行動を観察し模倣する（モデリング）ことで身につけてきたものである（第3・第4レベル）。Dさんには持続的な抑うつ的思考が出現している（第3・第4レベル）。Eさんは躁うつ病の躁病相に入っており（第5レベル）、事故は、非特異的ではあるものの、きっかけとなった重要なイベントと考えることができるかもしれない。だがもちろんこの五人は同じ体験をしたのであり、第1レベルの発症要因は、その結果として生じてくる症状とさまざまな程度に関連している。いろいろなレベルの発症要因が同時に現れて病気を起こすという可能性を考慮に入れておくことにより、精神疾患に対する正しい見方に関する論争の大部分に片が付くのである。社会的要因が引き金となってある病気が起こることがあるが、だからといって社会的な形での治療が唯一適切なものであるということにはならない。最適な治療法を決定するのは、きっかけとなるイベントの最終的な結果なのである。

多様な病理についても、階層を用いて同じように説明できる。病理という言葉は、認知症のような疾患における神経細胞の減少や脳溝の拡大といった、身体器官の顕著な変化を意味するだけではなく、他のレベルの異常についても表現している。たとえば精神病では、「関係念慮」や「妄想知覚」などのよく知られた用語が記述精神病理学の例であり、第4レベルの非適応的行動パターン、第2レベルの力動的精神病理、第1レベルの社会病理は、どれもこの病気の諸側面が現れたものである。あるレベルの病理を不適切な段階に適用することさえなければ――たとえば、うつ病性の昏迷状態にある人に対して、「取り入れと抑圧を呈している」などと表現するのはナンセンスであろう――病理をモデルに合わせるのは難しいことではない。

予防

発症要因に対して多モデル方式を用いると、予防についての展望も開ける。ある予防策がその精神疾患の少なくとも一つのレベルに合っているなら、それを用いるのは適切である。たとえば躁とうつのエピソードを反復している患者は、すこぶる調子がよく私たちのモデルが扱う対象にはまったくなり得ないときでさえ、モデルの第5段階の治療である炭酸リチウムによる治療を受ける場合がある。しかし、うつ状態になるのを防ぐためということで、貧困にあえぐストレスフルな生活を営んでいる人に抗うつ薬を与えるのは不適切である。そうすると、私たちは実践でどのように階層アプローチを用いていけばよいのだろうか。まず第一に、前章までで取り上げた四つのモデルのそれぞれに、統合モデルの中に一般原則として組み込める部分がある、ということを見ていこう。疾患モデルの中の、病気のあらゆるレベルに適用できる二つの側面は、すべての精神的問題に対する形式化された評価の必要性、そして、医師―患者関係の中では患者がどこかの段階で――たとえ最初だけだとしても――病者役割を演じなければならないという事実の受容である。

形式化された評価の必要性については、読者諸氏にはすでに明らかであろう。この評価はたいてい初回面接時に行われ、面接者からの直接的な質問と、患者による問題の自発的な表現をほどよいバランスで織り交ぜることになる。病歴を適切に聴取し、患者の現在の精神状態を評価する、という部分は不可欠であり、これがないと多くの重要な情報が気づかれないままになってしまうだろう。面接者が行った評価は、発症要因、診断、予後といった観点から、問題の定式化という形で要約される。

医師には、患者の病気がどのレベルに達しているのかについても記述していただきたいと思う。というのも、それによって治療方針が変わってくるからである。しかし、精神医学の教科書の中にこういったことが書かれていないかと探して徒労に終わるということも予想されるので、この問題に答えを出そうとする際にはご自身で判断を行ってくださいとお伝えしておかねばなるまい。この判断には、患者の状態の客観的評価と、自分の問題に対する患者自身の見方や感じ方の記録の両方が必要である。ときにはこの二つが一致しないこともある。患者が自らの発汗や動悸の発作を器質的疾患の症状だと思っているのに、医師がそういった発作を不安症状と考えている、などといった場合がそうである。どの解釈が正しいかを決定するためには、医学・精神医学の確かな知識が必要である。

あらゆる医師–患者関係において、病者役割が暗黙のうちに存在する。健康面の理由で病院を受診する人（あるいは第三者がその人のことを相談する場合もある）は、少なくとも一時的には、従属的立場に置かれている。患者の中のどこかが悪くなっており、それを改善する必要がある、という認識に基づいて、ケアにあたっているすべての専門職員――医師であれ、看護師であれ、ソーシャルワーカー、心理士、作業療法士であれ――は、何らかの形態の治療を提供することによって患者を病者役割の中に当てはめる。統合モデルが疾患モデルと異なっているのは、それでも治療のかなりの部分に関して患者に責任を与える点である。患者は単に受動的に治療をされるのではなく、積極的に治療に参加するのであり、その程度は第1レベルより第5レベルの方が少ないものの、常に何らかの積極的な役割を有している。

精神力動モデルの中で、階層モデルのあらゆるレベルに適用できる部分は、患者が医者の前で現している問題は氷山の一角にすぎないという認識である。訴えが最終的な形をとるまでには多くの無意識・前意識・意識のプロセスが関与しており、たとえばヒステリー症状の場合のように、訴えは根底にある原因とはずいぶんかけ離れた形をとることもある。患者の評価と治療を行っている間ずっと、医師は言語以外の形でのコミュニケーションに敏感でいなければならないし、「私はあなたの精神的苦痛を理解しているし、それを処理することができる」というメッセージを患者に伝えなければならない。これは共感と呼ばれる特性である。医師はまた、自分と患者との関係性が治療効果に大きく影響し得るということを認識している必要がある。この関係性は、その性質に敏感でいることによって、プラスの方向に用いることができる。

認知行動モデルは、今後の自分の行動を決定するのは私たち自身でもある、ということを思い出させてくれる。「習慣は社会のはずみ車である」とはウィリアム・ジェームズの言葉だが、習慣が健康的なものであれば万事うまくいくのである。習慣が非適応的なものになると、あいにくその習慣は不適応状態を強化する傾向があり、そういった習慣を修正するためには行動療法的な技法が必要となる。こういった技法のほとんどは専門的治療という形をとらない。たとえば、子どもをしつけるには、よいとされていることやほめられるようなことをしたことに対するご褒美と、間違っているとされていることをしたことに対するお仕置きが、ほぼすべての子どもに必要になる。何らかの病的な状態（病的賭博など）では、よい行動に罰が、悪い行動に報酬が与えられているような場合がある。同時に思考にも障害が起こるようになって、認知と行動の間の合理的つながりが失われることになる。家族にも友人にも否定されてきた境界性パーソナリティ障害の女性は、自傷を繰り返しているときにだけ社会の中で居場所があると思える（「少なくとも他の人たちが私に注意を向けてくれる」）のかもしれず、そのため彼女の異常な思考や自傷行為が強化されるのかもしれない。もっと適応的な解決を図るよう説得していくのが、ここでの認知行動モデルの課題である。

社会モデルの側面のうち、統合モデルの全体に関係してくるのは発症要因である。精神疾患の多くは、社会的な力が脆弱な個人に対して働いた結果起こってきている可能性がある。どの患者もそういった力と切り離して検討することはできないし、精神疾患の性質や形態を理解するためには社会的・文化的背景を認識する必要がある。精神疾患を考えるうえでますます重要性が高まっているのが多文化間精神医学であり、そこで認識されているのは、精神疾患は世界のどこでも基本的に同じかもしれないが、疾患の相対的頻度は文化ごとに大きく異なり、疾患がとる形態にはさらに大きな文化間の相違がある、ということである。社会的要因を大きく変えるのは難しく、ここでも個人のニーズと社会のニーズとの間でバランスをとらなければならない。新しい町づくりなどといった大規模な社会的再編成を計画する際には、優れた計画が持つ、健康を維持するうえでの予防的重要性は熟慮に値する。

医師は、四つのモデルのこれらすべての点を統合的階層モデルに組み入れる必要がある。初診時には、患者の問題を形式に則って要約するために十分な情報を得ることに集中するであろう。これは、疾患モデルの説明の箇所で述べた手順にしたがうことで得られる、事実と生活歴・病歴に基づいた情報（データベース）――これを裏づけるために第三者からの情報提供が必要になることもある――と、身体状態・精神状態の診察からなる。面接には患者との信頼関係を築くという目的もあるので、厳しい質疑応答を繰り返すのではなく、穏やかに問題を探っていく。これは精神病であっても他の疾患であっても同じことだが、患者が周囲の状況を認識できなくなっているように映っていたとしても、互いへの敬意の土台作りができるよう、面接はやはり礼儀正しく進められるべきである。このことは、世間一般にいうところの「狂っている」（医学的にいうと精神病状態である）

ことが明らかな暴力的な患者に対処してこなければならなかった人たちには、奇妙なことのように思われるかもしれない。しかしそういった患者でも、暴力的になっているときにはそのようなようすを示さないかもしれないが、礼儀正しい応対やこまやかな対応のありがたみを認識することができるのである。初回面接は、その後の面接における関係性を決定づけるものになるため、うまく対応しないと関係が悪化して修復不能になる場合もある。

診断定式化が完了し、病気のレベルがはっきりすると、マネジメントの計画が決定される。この計画は、病気の性質やレベルによって決まってくることになり、二つのレベルの要素を呈している状態に対しては、複数のアプローチを用いることもある。疾患の性質によって程度の差はあれ、この計画について患者と話し合い、同意を得る努力がなされる。第5レベルの状態ではいつも同意が得られるわけではなく、強制的に治療を行わなければならないこともある。たいていの場合、治療の受動的な部分について同意を得るのはたやすいが、それは、そもそもその部分には患者が積極的にかかわらないからである。能動的な部分に関しては合意に達するのが難しい場合があり、これがきちんとした形で固まるまでには時間がかかることもある。そのことで受動的な形の治療の進行が妨げられるわけではないものの、マネジメントの計画が決まったら、能動的な部分の治療についてできるだけ早く話し合うべきである。たとえば慢性的な飲酒問題を抱える人の治療は、最初は管理の下で断酒することから始まるため比較的容易であるが、その後の段階では患者の治療参加がはるかに重要になってくる。

治療が進むにつれ、患者は統合モデルの階層を次々と移行することになる。治療者にとって、こういったレベルの変化に対応していくことは難しくないはずである。治療者は、患者との共同作業の中ですでにさまざまなレベルの治療法を確立してきているため、一貫性がないとか突然心変わりしたなどという印象は与えない。治療者と患者の関係性は統合モデルの中の認知行動と精神力動の段階でより重要になってくる。この関係性は、これらの段階において治療を継続していく一つの理由にもなる。その後レベルが変わるたびに患者が別の治療者に向き合い、その都度新たに関係を築いていかなくてはならないとしたら、大きな混乱が起こる可能性がある。しかし、患者の病気が社会モデルのレベルに到達したら、精神保健の専門家の責任と、より広い社会の責任との間に何かしらの境界線を引かなければならないであろう。精神保健の専門家の中には、精神保健における自分たちの役割とは無関係に社会の改革という問題にとりかかろうとする人が少なくないのだが、そういった改革を行うのは彼らの仕事ではない。とくに精神科医は、ときとして自分たちの境界線を拡大し、自らのモデルを社会全体の枠組みの中に組み入れてしまうことがあるが、これは賢明ではない。

疾患のさまざまなレベルに対して異なった見方をすることの重要性が正しく認識されたなら、精神医学の専門家どうしの、そして他の専門家との間の激しい議論の大部分はなくなる。統合的アプローチは、一人の患者が常に同じ方法で治療されなければならないとはしていない。むしろ、特定の一つのモデルに教条的に固執するのは多くの衝突の元である。ただ実際には、専門家としてのトレーニングや、これまで

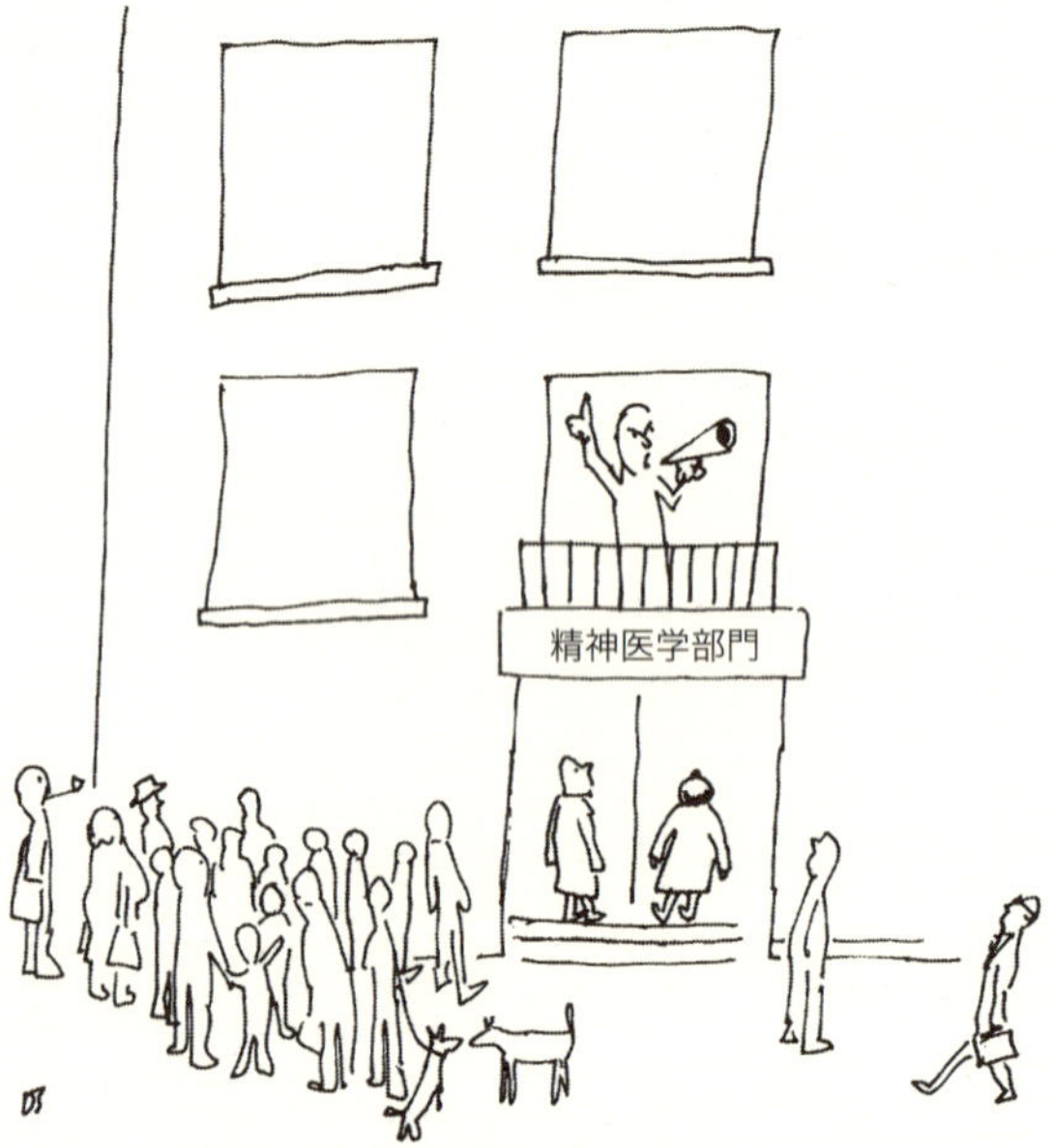

「社会の改革を行うのは、精神保健の専門家の仕事ではない」

の実践の中でどういう人を対象にしてきたかによって多くのことが決まる。ソーシャルワーカー（精神保健福祉士を除いて）は第1レベルのクライアントに会うことが多く、精神分析家や精神療法家は第2レベルの患者を治療し、臨床心理士は認知行動モデルから得られた技術を第3・第4レベルで用い、病院勤務の精神科医は主として第5レベルの患者を診察する。これが、精神医学的存在に対する視野の狭い見方へとつながっているのだ。地方のチームで薬物乱用者と接しているソーシャルワーカーは、社会的困難が主な問題であるとずっと思っていたクライアントが精神病院に入院して電気けいれん療法を受けている、と聞くとショックを受けることが多い。このソーシャルワーカーとクライアントとのかかわりはもっぱら階層の下位の方のレベルであったのだから、これは無理のない反応である。私たちの誰もが、精神病状態になって、階層の中の疾患レベルでの治療が必要になる可能性を持っている。英国王立精神医学会の元会長の言葉のとおり、「すべての国民は、一流の精神科病棟に自らの意思に反して入院し、尊厳を失うことなく治療を受ける権利を有してしかるべき(2)」なのである。

精神病性うつ病で入院している患者は、ソーシャルワーカーの訪問を受けながら自宅ですごしているときのその同じ患者とは大きく異なる。この二者はもちろん同一人物だが、その状態は、肺炎にかかって息切れしているときと、同じ人が健康なときにバスに乗り遅れまいと走って息が切れているのとを比べた場合ほど異なっているのだ。精神保健の専門家たちが、あらゆるレベルの精神科患者を診ることができたなら、格段に相互理解が進み、他者の見方をむやみに非難しなくなるであろうに。

統合モデルのどの部分をいつの時点で用いるのが適切か、ということがはっきり決まっているとしたら、このモデルのあらゆる部分はうまく調和しながら相互にリンクし得る。しかし、精神疾患の概念を変化させるような知識の進歩が常に起こっているので、そういった決定は固定的なものではない。たとえば、ある統合失調症患者の脳に永続的な構造変化が確認されれば——こういったことが起こっている可能性は、最近の研究結果[6]からはますます高いと思われるのだが——第5段階の治療にしたがって大部分の症状を治療していくことがはるかに適切になってくる。主たる異常が治療されたなら、モデルの残り四つの段階にも出番がある。統合モデルにとって、パーソナリティ障害の評価やマネジメントはたいへんな難題である。パーソナリティ障害とは、社会機能障害につながり、多くの精神疾患の予後に影響を及ぼす、パーソナリティ機能の持続的な非適応的側面のことである。パーソナリティ障害の治療には、統合モデルのあらゆる部分が同調して作用する必要があるため、このモデルにとって難題になっている。われわれは、統合モデルが精神医学の諸学派の争いをすべて解決してくれる、などといっているのではない。そうではなく、臨床実践の助けになるであろう優れた作業仮説としてこのモデルをとらえているのである。このモデルはまた、精神医学への折衷主義的アプローチに理論的基盤を与えるであろう。最初の折衷主義者はギリシア哲学派の人たちであった。彼らは自分たち自身の主義は持たず、そのときそのときでうまくいくように他の学派から考えを拝借していた。むろん彼らはあまり高く評価されておらず、自らの思想を展開するだけのオリジナリティを持ち合わせていない三流の哲学者とみなされていた。自らを折衷主義者と考える精神科医に対しても、同様の印象が持たれやすくなった。状況に最も合うアプローチを選ぶのは理にかなっているように思われるかもしれないが、もしこの選択が主観的な決定であったとしたら、それを広く応用することはできず、そういった実践を行う人は道楽半分で学問をしているにすぎない、ということになる。統合モデルが折衷主義者の憲章となり、長きにわたる臨床経験によってのみ身につくものではなく、他の人たちに伝えることのできる優れた精神科実践の基礎となることをわれわれは望んでいる。

チーム医療の一モデルとしての児童精神科臨床

実践家は同時に複数の方法を用いることができるのだが、とはいえ、その仕事を他の専門家と共有した方がいい理由はたくさんある。第一に、その実践家は、考慮する必要がある事柄のすべてに関して等しく高度な専門性を有しているわけではないかもしれない。第二に、学際的な形で仕事を分配するというのは、その患者のケースに関係する多種多様な技術を結集するためのより合理的・経済的な方法になりうる。第三に、複数の人の視点があるというのは、関係する人たち全員にとって――専門家にとっても患者にとっても――有益であり、複雑なケースではとくに、少し距離を置いてそのケースを眺められる人がいるとよいだろう。第四に、二つのアプローチが完全に調和するためには、二つの異なったタイプの治療者–患者関係が時として必要である。たとえば、重症の強迫性障害を持つある若年患者には、高度に焦点化され構造化された、かなりの部分マニュアルに沿って個別に行われる行動療法と、それほど指示的ではない形で家族内のストレスや緊張、不安、誤解を探っていく家族療法が有効かもしれない。これら二つのアプローチを適切に実行するためには二人の人が協力して取り組むことがおそらく効果的であろうし、実際、こういった協働が必要不可欠であると考える人もいるだろう。逆に、あるパーソナリティ障害患者が、行動の境界設定に沿った、家族全体に対する厳密に構造化された指導と、それに組み合わせた非指示的な個別精神療法を必要としている場合にも、同じことが当てはまるであろう。精神医学における学際的治療は、児童思春期精神医学領域で生まれてきた。以下では、この領域において発達モデルや相互作用モデルがどのように用いられているのかを見ていこう。

子どもや若者は発達し、成長するにつれて驚くべき程度の変化を経験する。身体的・知的に変化し、技術や行動（読書や社会技能など）の獲得という面でも変化し、そして、彼らに期待されるものもまた変化する。彼らはまた、最初は両親と、後には自らを取り巻く環境のさまざまな側面と（たとえば、学校で、友人たちと）複雑な形で相互作用する。そういった変化はもちろん、問題の現れ方にも影響する。わかりやすい例を一つ挙げるなら、二歳の赤ん坊は「うつ病です」と言って医者のところまでよちよち歩いていったりしないが、十七歳の少年は一人で行くかもしれないし、十二歳の子どもの場合はそうすることもしないこともあろうが、本人自身よりも本人の病状について心配している親につれていかれることの方が多いだろう。児童期・思春期における障害の性質もまた変化する。私たちが「うつ病」と考えているものは、乳児期には授乳の問題、学童期には行動面の問題や学校での問題、思春期には大人と同じタイプの抑うつ症状、といった形で顕在化するかもしれない。

このように、発達に伴って事態が変化する。子どもは変化し、障害の現れ方も変化し、障害の背後にあるメカニズムの少なくとも一部もまた、変化する可能性が高い。そのため児童期の障害は発達という観点から概念化されるのであり、大人を対象とした精神医学という比較的安定した概念とは異なったものである。すなわち、大人の精神医学ではパーソナリティや疾患、環境がそれほど劇的には変化しないものと考えられている。さらに、変化を続けているこれらの内的・外的な影響やプロセスは、複雑な形で相互作用する。これを明らかにするには、社会科学・生物学・心理科学の多くの側面を含む、多様な領域から得られる情報が必要になる。ラター[18]はこの分野で優れた総説を書いている。そういったアプローチをひとことふたことにまとめるとしたら、このアプローチは次のような認識に基づいているといえるだろう。すなわち、発達が進むにつれてさまざまな特徴が現れて成熟していくのだが、これらの特徴は多様な外的影響と相互作用し、それによってこの特徴に何かしらの変化が生じるかもしれない、というものである。

ところが、これらの変化した特徴は、今度は外部の世界で個々の特徴や環境に影響を及ぼすことになり、その結果そういった特徴・環境もまた変化するかもしれない。したがってこのモデルは、個人の内部で、そして個人と外界との間で絶え間なく続いている複雑な相互作用のモデルになっているのである。他の例を挙げてみよう。ヘビースモーカーの貧しい女性が、産科・小児科医療の行き渡らない貧困な地区で、二人の子どもと暮らしている。彼女は自尊心が低く、将来への希望もあまり持てないため、妊産婦が通常受けるようなアドバイスやケアを利用せず、医師や看護師の劣悪なサービスにも不満を訴えることがなかった。彼女自身の家族的背景が、人の言いなりになるようにと彼女に教えてきたのだ。赤ん坊はやや低体重で出生し、扱いが難しかった。授乳に問題を抱えており、不機嫌になりやすく、言語や運動の発達が遅れていた。この脆弱な母親は気落ちして子どもに対して怒りっぽくなり、それによって母子双方にとって問題が悪化していった。お互いを怒らせるような関係がしばらく続いていたのだが、その後の二、三年の間は彼女はほとんどいつも抑うつ的であり、男児の方は怒りっぽく、過活動で、夜尿も見られたため、受診を勧められた。彼は荒れた地区の荒れた学校に通い、ほとんど勉強もせず、事態はますます悪化していった。

この話が暗に示している「アドバイス」は、それが健康面のアドバイスや教育に関するものであれ、社会政策に関するものであれ、あるいは個々のケースに対する治療に関するものであれ、母親と赤ん坊にとっての基礎的な身体面の健康やケア、幼少期の育て方、母の心理状態、産科・小児科の質や利用しやすさ、さらには学校教育などといった事柄が密接に絡みあっていることは明らかである。加えて、この子どもは臨床的疾患にかかっているかもしれない（あるいはかかっていないかもしれないが）。

こういった複雑さは、すでに述べた多軸評定法を用いた診断的評価の中で有機的構造を与えられる。個々の診断（存在すれば）、発達の遅れ、知的レベル、身体の健康状態、心理社会的状況といった観点からさまざまな要素が抽出される。児童・思春期精神医学における定式化も、同様の観点から行われる。評価のプロセスは、問題を普通の言葉で記述することや、複雑なモデルを使って説明することなどから構成されることを前に述べた。このアプローチを用いるなら、私たちには二つのタイプの問題が残されることになるだろう。二つとは、いったんその問題が明らかにされると、（たとえば）受診してきた子どもの親や先生が処理できるような問題と、精神科的な援助の方が適切な問題である。ここではチームワークが必要であり、ケアの統合モデルが有用である。受診した患者が必要としているものを満たすために、児童思春期を専門とする精神科医に限らず、すべての精神科医がさまざまな分野の専門家――精神保健サービスの内外を問わず――と協働して問題にあたらなければならない。チームワークの特徴は、問題の評価と役割分担を共同で行うことにより、その問題にあたるうえでふさわしい分野を専門とする人物が中心となり、この専門家が主たる臨床的責任を引き受けられるようにすることである。たとえば、先の例で子どもが精神科医のところに紹介されてきたとすると、その精神科医、教育心理士、学校教師、地域保健師は、互いに協力し合い、子どもや家族とも協力することによって、学校や親が一貫性のある賢明な方針に沿ってその子どもを扱っていけるように手助けをする必要がある、ということになるであろう。このようなケースでは、精神科医は自分のところにきた子どもに対して臨床的にかかわる必要はなく、おそらくは保健師や学校と共に、助言や相談の役割だけを担うことになるかもしれない。あるいは、この精神科医は子どもや母親に対して、またはその両者に対して直接的にかかわっていくかもしれないが、その場合、この医師は家族に対する働きかけを行っていることになるだろう。これは、システム理論に基づくモデル（あるいは精神力動モデル）を用いた家族療法かもしれないし、行動や認知のアプローチを用いた母親への援助かもしれない。[22・23] スタインバーグは、現代医学は複雑であるにもかかわらず、それに輪をかけて複雑になってきているとし、児童精神医学でよく用いられる多元的なコンサルテーション・アプローチ[32]は、医学トレーニング全般に組み込める有用なモデルになりうる、と提案している[31]。ただし、これは少し変わった立場かもしれない。

ケースマネジメントやケアマネジメントという概念は、適切な程度の責任を伴うチーム医療、という今述べた考え方を大切にする。チーム医療を優れたものにし、ケアをばらばらなものにしてしまうだけの専門分野間の不毛な議論を招かないためには、われわれが提唱する統合モデルが必要である。優れたチーム医療やケースマネジメントを組織する方法はたくさんあるものの[13]、それは必ずしも容易でも単純でもない、ということを認識しておくことは重要である[14・23]。

医学・精神医学における複雑性

精神医学ではしばしば問題の「リフレーミング」が必要であり、興味深くもある。リフレーミングとは、ある枠組み（フレーム）でとらえられている物事に対し、その枠組みを外して別の枠組みで見ることをいう。たとえば、一定の期間、ある患者の家族の不安・優柔不断・葛藤、そしてそれらが患者の前向きな変化（この患者が確実に服薬するかどうかという問題一つをとってみても）に与える直接的な結果について、それを表面的な事柄とみなすのではなく、重要なものとして焦点を当てる、といったようなことがそうである。近年、医学全般、とくに精神医学に対してこの種の吟味――哲学用語がお好みなら、「脱構築」である――が行われるようになってきている。医師や他の医療スタッフ、患者、行政官、政治家たちは、現代の保健制度が抱える欠点や多くの混乱について互いに非難し合う傾向があるが、真の問題は、健康や治療という事柄の全体は途方もなく複雑で、絶えずカオスと紙一重の状態に置かれていることにある。

この文脈における「カオス（chaos）」と「複雑性（complexity）」は、一般に考えられているであろうものとはかなり異なったものを意味している。というのも、カオスや複雑性に比べると「無秩序（shambles）」のほうがまだ整然とした響きがあるかもしれないが、ここでのカオスや複雑性は、完全な無秩序（complete shambles）のことではない。「複雑性」というのは、生命体がどのように機能するかについて概念化する、比較的新しい方法である。すなわち、生命体というシステムは多くの要素から成り立っていて、その多くの要素が互いに、また環境との間で相互作用するのだが、この相互作用は非線形であり（以下を参照）、そういった複雑な相互作用の結果、そのシステムのどの単一の要素を調べても説明のつかない、システムの新しい特性（「創発的行動」）が現れる。[4] そしてこのシステムもまた開放系である。すなわち「観察者がシステムの一部になる（the observer becomes part of the system)」ということであり、これは十九世紀の科学哲学――現代精神医学の大部分はこれに基づいている――とは折り合いのよくない観念である。実はこの観念は、精神分析理論や家族療法、量子物理学では当然のものとみなされているのであるが。

複雑なシステムは環境に順応することが可能であり、実際そのようにして進化してきたのだが、たとえば何か新しいものが加わったとき（アルコールの過剰摂取など）、概してカオスに陥りやすい。そうなるとシステムは順応することをやめ、予測不能な形で変化し、そして――これがカオスの本質なのだが――私たちが計算によって測定できる範囲を超えて変化する。洪水、群衆、交通は、どれも同じ意味においてカオス的な挙動を示すといえるかもしれない。複雑性とカオスについての文献は増加しており、グリック[11]が優れた入門書を著している。

「非線形性」は、複雑性とカオスを理解するうえで鍵になる概念である。私たちが医学や精神医学において教えられていることの多くは、AがBを引き起こしたことは、診断Dの症状Cによって、そして、それに対する治療Eの効果によって明らかである、というものだ。この理解のモデルは、たとえばニュートンや十九世紀の物理学が橋の建設に関する正しい概念モデルを提供しているのと同様に、多くの臨床業務にとって現在なお重要なモデルである。しかし、原子物理学が、カオス理論によるさらに複雑な量子物理学のモデルを必要とするのとちょうど同じように、現代の医療は異なった種類のモデル、すなわち「一般システムモデル」を全面的に取り入れることができる。このモデルの最も単純なケースは、AはB、C、Dを引き起こし、CとDはAに影響を与えてループを形成するだけでなく、臨床医Xにも影響を及ぼす、といったようなものである。

この節の冒頭に挙げた、患者が服薬するかどうかという問題に関して、患者の家族が精神科医に対して、家族自身が変わる方法を模索するのではなく、薬をこまめに変えていく形で治療してほしい、という働きかけをしているような場合を考えてみたい。そのようなケースで、多忙な精神科医は(1)そういったことのすべてを扱うだけの時間、それとも(2)やる気や関心、あるいは(3)トレーニング、といったものを持ち合わせていないかもしれない、という批評をする人がいてもおかしくない。すなわち、この患者の家族の希望に沿った精神科医の対応は、チームや病院のエートスに反することさえあるかもしれない。ところが、こういった事柄は決して枝葉の問題などではなく、これらもまた私たちの精巧なる相互作用システムにおいて鍵となる要素E、F、G、H、Iなのである。このことは、医療がいかに複雑なものになりうるかを示している。

メチシリン耐性黄色ブドウ球菌（ＭＲＳＡ）の院内感染、というのは複雑性のモデルを用いて分析（あるいは脱構築）するための好例である。ここでは線形モデル（診断して処方する）は不十分である。私たち医療従事者は、薬物療法がよい結果をもたらしてくれることを期待しつつも、医療スタッフの心構え、教育、行動（患者の病室変更、訪問時間、病棟内で身につけるもの、ベッドに腰掛けるかどうか、など）、また（たとえば病棟看護師や清掃業者の）職務内容説明書や契約書といったような事柄についても考慮しなければならない。

こういったことのすべては気が遠くなるような難題のように思われるかもしれない。しかし、科学や医学はこれまでも簡単だったためしがないのである。

複雑性へのコンサルテーション・アプローチ

「コンサルテーション」という言葉の問題は、誰とどんな会話や面接をしてもその範疇に含まれてくる可能性がある、ということだ。本書の目的にかなうよう、ここでは二種類のコンサルテーションをはっきりさせておきたい。一つは伝統的な「臨床コンサルテーション」であり、これは通常、古来より確立された実用的理由によって線形モデルに基づいている（「どうなさいましたか？」）。もう一つはより最近になって発展してきたタイプのコンサルテーションであり、これは、精神保健相談[5]や組織コンサルテーション、[7]あるいは専門家間コンサルテーション（つまりコンサルテーション業務）[28・29・32]といったさまざまな形で知られているのだが、そういった多様な用語が存在すること自体が、この種のコンサルテーションが包含しようとする範囲の広さや複雑さを物語っている。

こういったコンサルテーションの持つ役割は、先ほど概説した複雑性を有する非線形のシステム、ときにカオス的な様相を呈するシステムを探求することである。したがって、合理的でしっくりくる専門用語は、「システムコンサルテーション」かもしれない。このアプローチは、臨床的なツールとしてではなく（実際、これは臨床的なモデルへのアンチテーゼなのだ）、臨床という枠を越え、他の重要な領域を探求する方法として発展した。一つの問題から広く派生した多様な問題を共同で（典型的には二人以上の医療従事者間で）調べる方法、と表現できるかもしれない。たとえば、ある子どもが学校で起こしている手に負えない問題行動について教師や心理士と相談している児童精神科医は、その子どもに注意欠如・多動性障害を見いだすのではなく、家庭での育てられ方や家族仲、親と学校との関係、仲間との関係、といったものからその子どもが学んでいる内容の中に問題を見いだすかもしれない。こういった種類の（精神医学では決して珍しくない）発見は、臨床診断に取って代わることもあれば、必ずしもそうならないこともある。しかし、それは臨床診断の補助となる可能性や、新しい有益なマネジメント方針を提示する可能性を持っており、こういった方針（親と学校の協力関係や一貫性を強める、など）の中には、臨床的な治療が効果を発揮し始める助けになるものもあるだろう。すなわち、コンサルテーションのプロセスは、臨床とは違った援助方法を発見するのに役立ち、臨床的アプローチを補うものとして働く可能性を持っているのである。

この種の専門家間の協働――これは、望まれているもの、必要なもの（これは、望まれているものとはかなり異なっている場合がある）、可能なもの（これもまた異なっているかもしれない）を共同で調査すること、と定義されるかもしれない――は、複雑性を有する医療システムといううっそうとしたジャングルに分け入っていくための効果的かつ生産的な方法を提供し得る。[32] それは、それぞれの専門分野が好む概念モデルをあてにするのではなく、専門分野を超えて問題解明法・問題解決法を発展させる戦略である。そして、コンサルテーションにおける専門用語、すなわちリンガ・フランカ*は、わかりやすい英語（あるいはその地域の一般的な話し言葉なら何でもよい）であるべきである。実はこれが一番の難題だったりするのだが。

ここで述べたコンサルテーション・アプローチの長所は、このアプローチは、そのケースに影響を及ぼしている可能性のある要因、そしてそういった要因に対処する方策には多種多様なものがあるということを認めており、さらに、このアプローチを用いると、コンサルテーションサービスのユーザー（コンサルティ）[**]ができる限り長くその「ケース」を担当し、自らの経験や技術を発揮し続けることができる、というものである。たとえば、先の例の子どもは、患者になることを余儀なくされるのではなく、家や学校でうまく対処されるようになる可能性が十分にあり、ましてやそれ以上受診先を転々とすることは避けられる（精神科医の診察はまったく不要かもしれない）。そして、このプロセスの全体がコンサルタントにもコンサルティにも実践演習になり、双方とも次に似たようなケースがきたときのための理解が深まっていく。一方では、このコンサルテーションのモデルは、比較的新しいこともあり、臨床業務へのわずらわしい代替アプローチのように思われるか

＊　訳注：東地中海で交易に用いられたイタリア語・フランス語・ギリシア語などの混成語のことであり、「共通語」の意で用いられる

＊＊訳注：ここでは、精神医学や心理学の専門家にアドバイスを求める他領域の専門家、の意

もしれない。だがこのモデルは、とくに精神医学のように診断や具体的ニーズが明確になりにくい場合に、臨床技能の使用、診療時間、それに診察予約までの待ち時間を合理化する方法になるのであり、その創始者カプラン(5)が示唆しているように、予防的な効用も有している。このモデルはまた、ケースに関係があるかもしれないすべてのものごとを体系的に調べる手段として、教育や研究の強力なツールにもなる。

コンサルテーションの趣旨に沿ったアプローチは、最近の「患者のエンパワーメント」(8・21)を促進する動き――これは決して単純なものではない――とも折合いがよいことがわかるかもしれない。この動きは、ときには意図したものとは逆の結果をもたらすことがある。たとえば、医師によってコントロールされた別の意図が存在する、と患者が感じたときなどがそうである(文献20など)。専門家同士のやりとりとして発展してきたコンサルテーションモデルは、臨床家と患者の関係にも置き換えることができ、話し合いによって患者が自主性を持てるようにするための実用性・順応性に優れたモデルになり得る、といえるかもしれない。このモデルは、(それぞれが貢献できる部分を協議することによって)臨床家の専門知識や経験、そして患者の知識や経験を最大限に活かすための強力な立場であると考えられる。そこでは、双方の権威が保たれており、結果に及ぼす双方の影響力が事前に決められてはおらず、さらにはインフォームドコンセントというきわめて重要な問題が明確になるのである。(27・30・32)

患者さんの視点とモデル

本書の読者の中に、精神保健サービスを現在利用されている、または最近利用された患者さんがどれくらいいらっしゃるかはわからないが、少なくとも一部の方は読んでくださっているのではないかと期待している。結局私たちは、どれだけ必死に振り払おうとしたり、存在しないかのように振舞ったりしても、精神疾患というラベルの一つを人生のどこかの時点で貼られることを避けるのは難しい。この可能性について、われわれは、精神保健の専門家らが自分たちの技術をどのように考えているのか、いかにすればそれを最大限効果的に用いることができるのか、ということを比較的簡単な言葉で説明することによってお伝えしようと試みてきた。難解な専門用語を使わずに包括的に記述するというのはきわめて難しいため、この試みがうまくいったかどうかはわからない。それでもここでは、患者さんの視点からモデルに迫ることによって、より広い観点から眺めることをねらいとする。

いまや精神科の患者さんは、ビジネス用語でいうところの消費者《コンシューマー》である。もっともたいていの場合、これは事実というより理想なのだが。好みではないものを提示されている場合、少なくとも理論上は、よりよいものを求めて他の場所に行くという選択肢がある。こういったことは開業医レベルでは確かに行われており、公立の施設でも以前より広く行われるようになってきている。理想的には、適切な治療モデルを使ってくれそうな臨床家を見つけ、相性ぴったりな組み合わせを作ってあげることによって、患者さんの期待に沿うよう援助ができればよいとわれわれは思っている。だが、そのためには私たち精神医療従事者は、患者さんが精神医療サービスに接する際にはさまざまな形があることを知っていなければならないし、選択肢はいつも利用可能なわけではなく、少なくとも最初のうちはとくにそうなのだということを認識していなければならない。典型的な筋書きをいくつか見てみよう。

強制入院

強制的な指示の下で緊急入院した患者さんには、治療の選択肢が一見ほとんどないように思われるかもしれない。しかし、これが意外にたくさんあるのだ。第一に、たとえ緊急のように見えても、指示の下で入院する際の入院時刻を選ぶ患者さんがいる。われわれの患者さんの一人は、精神病が改善してきたときに、「妄想のせいでどうにもならなくなっていると気づいたので、服を全部脱いだんです。そうでもしないと、パディントンの警察の注意をひけないですから」と言い、自らが危機を招いたことをありのままに認めた。彼女は正しかった。というのも、ほとんどときを同じくして、彼女の家から通りを少し先へ行ったところで、ユーモア作家のスパイク・ミリガン――彼自身も精神疾患を経験している――が彼女の仮説を裏付けるような詩を詠んでいたのだ。

「彼はサルと踊り
ネコと踊り
男と踊った
大きな黒い帽子をかぶった男だった
彼はムスリムと踊り
ユダヤ人と踊り

チャイナマンと踊った
身の丈一八五センチの男だった
それから服を全部脱いで
一日じゅう踊った
そのときだった
警察が来て
彼を連れて行ったのは」

（ミリガン、二〇〇四、作詞は一九九四年）[15]
スパイク・ミリガン・プロダクションのノーマ・ファーネスの許可を得て転載

彼女はまた、病院内で「お行儀よく」すごし、提示されたもののすべてに同意していれば退院が早まるかもしれない、ということを察するのも非常に早かった。そして実際に退院は早かったのだが、不運にも短期精神病エピソードが再発した。この症状に対して彼女は、入院したり疾患モデルによって治療を受けたりするのではなく、温かい環境の中で耐えていきたいと強く望んだ。彼女が他の治療法について医師に尋ねたとき、決まって返ってきたのは「あなたは精神病にかかっています。この病気には抗精神病薬以外にいい治療法はないので、抗精神病薬をのまなければいけません」という言葉であった。そこで彼女はやり方を変えた。薬をのまずに治療を続けさせてください、ほぼ間違いなく精神病がぶり返してくるということは十分理解していますが、私に合うような支えとなる環境（現在ではニドセラピーの手法の一部になっている）の中で過ごしていれば、症状が改善するまでの間自宅で乗り切ることができると思います、と言って精神科医（ピーター・タイラー）を説得したのである。彼女の場合にはこの手法が非常にうまくいき、それ以降ほとんど病院に来ることがなくなった[34]。これは、社会モデルがその最も優れた部分を発揮して疾患モデルに勝利した数少ない出来事の一つである。

治療抵抗性の問題

今の例では、どのタイミングで特定の治療法を用いるかについて患者さんが非常に自信を持って選ぶことができているが、一般的には適切な治療者（または治療チーム）を選ぶのは難しい。そういった場合にこそ、本書で論じているモデルに関する理解がある程度あると、とても助けになる可能性がある。精神疾患にかかっている人にとって、自らの症状への最善の対処法を理解するうえで乗り越えなくてはならないことはたくさんあるが、彼らは、ある方法は適切で別の方法は不適切だということに直感的に気づいていることが多い。それにもかかわらず、しばしば不適切な決定が行われるのである。

高名な小説家であるヴァージニア・ウルフとその家族（初期の精神分析の書物は、すべてこの一家が経営していた出版社から刊行されている）が一体どうして、彼女たちがよく知っている多くの精神分析家たち（ヴァージニアは、オーストリアを離れてロンドンに来ていたジークムント・フロイトにさえ会っている）の一人ではなく、ジョージ・サヴェッジ医師（ベスレム病院の元院長であり、経営者としての腕はよかったが、医者としての力量は不十分であった）にヴァージニアの反復性うつ病の治療を託すことにしたのかは理解が困難である。サヴェッジ医師が与えたアドバイスは、ヴァージニアの軽蔑と嘲笑の的になったのだが、これは小説『ダロウェイ夫人』の中で、彼をウィリアム・ブラッドショー卿（ハーリー街*で開業している精神科医）という登場人物に仕立て上げることで表現されている。ブラッドショー卿は、心的外傷後ストレス障害を有していると思われる兵士セプティマス・スミスを四十五分間診察した後、彼は「心身の完全な衰弱状態」にあり、その治療は「安静の問題。安静、安静、安静、寝床で長い間静養すること」であるとして、強制入院を指示する。[37] 入院を避けるために、セプティマスは窓から飛び降り、自殺する。ヴァージニア自身もサヴェッジ医師から、ロンドンのストレスから離れて長期間安静にするようにといつも言われており、しばしばリッチモンドで静養していたのだが、最終的にはセプティマスと同じ形で治療に終止符を打ったのである。哀れなサヴェッジ医師は、ベスレム病院にいるときに多くの患者から槍玉に挙げられることにさえなった。精神科におけるユーザー運動の草分けの一人である、ウィリアム・バッド氏という躁うつ病を持つ患者さんは、一八八六年にベスレム病院の病床からサヴェッジ医師に宛てて次のような手紙を書いている。

「先生。
トランペットが鳴り渡り
神が最後の審判の日を宣言するとき

＊訳注：ロンドンの街路名で、医者の街として有名

あなたは五十マイル、* いえ、それ以上も
お逃げになろうとすることでしょう
そんなことをしても無駄なのです
木に隠れようと藪にもぐろうと
神の捜査の眼から逃れることはできないのですから
ご家族と共に無駄な運試しをしないといけなくなりますよ」

（文献10の22頁）

ですから、あなたが患者さんで、精神医療サービスをうまく利用したいとお考えなら、あなたに合った適切な治療者に診てもらうようにしてください。診てもらえる可能性のある治療者についてできるだけ多くの情報を入手し、ご自身の疾患に対して最も有益そうなモデルを探すためにできることは何でも試して、持っている力を十分発揮していってください。それが正当なことであるとお感じのときには医師に異議を唱え、しっかりした多職種チームが揃っていることを確かめてください。ここまでの記述からはっきりしていると思いますが、よい医療チームは、多様な見解をその中

に含んでいて、そういった見解を公然と表現し合っていますから――率直に反対意見を言えるということが、多職種チームと、多くの部局の単なる寄せ集めとを区別するのです――もし大事なことがうまく伝わっていないとお感じの場合には、あなたはチーム内の他の人たちを説得し、あなたの問題を取り上げてもらうことができるのです。

自助（セルフヘルプ）

それほど重くはないものの、慢性的なハンディキャップにつながるような状態にある方々には、自助が解決策になる場合があります。これは、治療者という外的存在から援助を受けるのが嫌な方だけでなく、自分自身で治療をコントロールしながら自ら選んだペースで歩みを進めていきたい、とお考えの方にもうってつけです。クレア・ウィークスのSelf Help for Your Nerves(35)**は、よく見られる精神疾患に関する最も有名な自助の本で、それ以外には精神保健サービスを必要としていない、

*　訳注：約八十キロメートル
**訳注：邦訳は高木信久訳『不安のメカニズム』一九七四、講談社

実に何百万人という方たちの助けになってきました。現在では、とても役立つ可能性のある自助の資料が多数あります——ただし、それがどこにあるかを知らないと、役には立たないのですが。当を得た自助の資料を見つける方法はいまやたくさんあります。かかっている疾患の名前をはっきりとご存知なら、あなたに合った自助組織（その大部分は登録された慈善団体です）の名前を探し出すのは比較的簡単です。一般向けのウェブサイト（Psych Webなど）*をご覧になってもよいかもしれません。関連サイトやお勧めの本は、ご自身の状態に最もしっくりくるとお感じになるモデルに到達する手がかりになってくれるはずです。イギリスには、国立医療技術評価機構（NICE）**というすばらしい組織があります。この組織は、あらゆる重要な精神疾患の治療法に関して最新の情報に基づいた偏りのない勧告を提示しており、その中には、薬物療法に始まって、心理療法、認知行動療法（これは、治療者がいなくても本やコンピュータを用いて行うこともできます[39・36・16]）、一般的なマネジメントに至るまで、幅広く含まれていて、そのそれぞれについて、推奨される優れた実践法も知ることができます。しかし、推奨される優れた実践、というのは一つの指針にすぎません。本書に示されているケースの多様性からおわかりのことと思いますが、治療には向き不向きのような部分があり、ある治療法が、ある人には呪いになるかもしれませんが、別の人には助けになるかもしれないのです。

ケアのモデル

多職種チームによる治療が発展する中で多少の痛みも伴いながら私たちが学んできた教訓の一つは、方法論とモデルをうまく統合するには、一方で基本的な知識や哲学を共有しながらも、他方では純粋に異なったスキルや役割を維持していく、という慎重なバランスが要求されるということだ。

＊　訳注：日本の読者には以下のような団体のウェブサイトも参考になるものと思われます
『特定非営利活動法人　地域精神保健福祉機構・コンボ』http://combo.net/（精神障害をもつ方々やそのご家族ら当事者の視点を活動の中心とし、科学的な根拠に基づく精神保健医療福祉サービスの普及活動を進めているＮＰＯ法人で、月刊誌「こころの元気＋」を発行している）
『公益社団法人　全国精神保健福祉会連合会（みんなねっと）』http://seishinhoken.jp/（精神障害をもつ方々のご家族が結成した団体）

＊＊訳注：イギリスの国民保健サービス（ＮＨＳ）の特別医療機構の一つとして一九九九年に設立された組織。予防・治療法や医療手技、医療機器に関する推奨をガイダンスとしてまとめている

チーム内の全員がまったく同じような考え方をしていたら、チームや患者、そこで研修を受けている人たちは、多くの専門的立場からの広角的視点という恩恵を受けることができない。多職種による治療の強みは、幅広いスキルや経験を結集し、それらをうまく用いることにある。

そういったチームをどう管理・統率していくか、ということについては本書の扱う範囲を越えているものの、その中に含まれる非常に異なったケアモデルのいくつかを理解することは重要である。というのも、それらのモデルが異なっていることを認識していないと、役割分担が不明瞭になって混乱を招く可能性があるからである。外来治療やセッションによる治療は、次の予約までの間、服薬の継続であれ、行動療法の実践であれ、心理療法のセッションとセッションの間に行われる内面的な心理課題であれ、患者が何かを治療場面を越えて「持っていく」ことができる、ということを含意している。家族療法も通常セッション形式で行われるが、そこでは問題やその対処法は共有され、個人にのみ委ねられるのではない。在宅ケアは個人療法や家族療法の延長と考えられ、組織の理由や効率上の理由にかかわらず、治療者やチームにとって、患者が現実の家庭生活の中で問題にどのように対処しているのかを見て、それに応じて治療を修正していくことが重要そうだと感じられたときに行われる。在宅ケアは、最も丁寧な表現を用いるなら、通常の経路で精神保健サービスを受け続けることがうまくできない人たちや、重い精神疾患を何度も再発しサービスを利用できなくなることが多い人たちにとって、とくにメリットがある[3]。

居住型のケアを必要とする、というのは、病気や機能障害の重症度から考えて、適切なトレーニングを受けた支持的なケアスタッフがいる場所で、そのスタッフの監督下・援助下に生活を営むこ

ケアのモデル：ケアが行われる場所

- 自宅
- 病院の外来、一般開業医、精神科クリニック
- デイケア
- 居住型ケア——日常生活技能の監督・援助・訓練
- 居住型ケア：治療共同体——対人関係や情動に対するセルフマネジメントの監督・援助・訓練
- 居住型ケア：病院——評価・観察・治療にかかわる臨床技術が利用できる。必要とされる観察やマネジメントには臨床技術（医療、看護、補助検査など）が欠かせない、ということを意味している。これは必ずしも病気の重症度を示すものではない。経過を観察したり、安全な状況下で治療を試みたり、行動療法を継続したりするために、特別な環境での二十四時間のケアが必要な場合がある

とが適切である、ということを意味している。

専門職のモデル

たとえば心理士、地域医療に携わる医師、看護師、それに精神医療に従事する他の多くの専門家と比較して、精神科医の役割はどのようなものであるべきか、ということを定義しようとすると、それが広い意味での定義であったとしても、薄い本ではカバーできないほどの大きな議論を呼ぶであろう。著者らの一人はかつて、十七分野もの心理社会的な業務内容をリストにしたスライドを講義に用意したのだが、それでもやはり相当数の聴衆から異議が唱えられ、彼らの仕事を漏らしていたことがわかったのである。

セッション形式での治療やスケジュール・予約に沿った治療を個人や集団に対して行うことが多い精神科医と、自宅や居住型ケア施設、病院などのような場所で患者さんに役立つ環境を提供していくことに関係の深い仕事をしている精神科医との違いは、精神科医の役割を区別する際の一つのポイントになるかもしれない。老人ホームのような場所での監督下・援助下での生活と、正当な理由によって入院治療を受ける場合との根本的な違いについてはすでに示した。その中間的なタイプの治療環境は精神科にとくに関係が深く、そこでは、困難を抱える人たちが学習し、成長していくことのできる場所として、全体としての環境が維持される。治療共同体は長い年月をかけて発展してきたものであり、そこには精神医学や心理学、看護学、ソーシャルワークなどの領域の専門家が配置された。これらの専門家が先頭に立ち、そこに居住する人たちの感情・行動のコントロール、セルフマネジメントを助けるために作り出してきた環境は、集団に対して期待されるものを備え、集団の範例となり、そして必要に応じて集団の圧力が働くようなものだったのである。

セッションを用いる治療者の元型は、週に一度ほどの頻度で診療所を行き来したり病棟回診をしたりしていた医師である。同様に看護の伝統は、病院においてスタッフが病気の人たちに二十四時間ケアをし、食事を与え、体を清潔にするとともに、服薬と着替えが確実に行われるようにする必要がある、というところから生まれてきた。看護の役割はその初期の頃から著しい進化を遂げてきており、現在では、病院やクリニック、自宅で治療的ケアを定期的に行ったり、居住型ケアをもとに、多様な患者集団から必要とされている特定のタイプの包括的な治療環境を作り上げていったりするところにまで発展している。精神科看護師は、伝統的な治療モデルを用いる経験に加え、集団や組織を対象とした看護技術についてもますます経験を積んで向上してきており、さらには行動療法、社会生活技能訓練、家族療法、個人精神療法などのトレーニングを受ける場合まである。

同僚と調和せず教条的で奇妙な実践を行う風変わりな実践家には、現在の発展した精神保健サービスの中ではもはや隠れる場所がないことは明白であり、一九八七年に本書の初版が刊行されて以来、そうしたよい方向への進展が見られている。それでいて、精神科における実践は、個性や革新を許容するものでなければならない。ただ一つの精神疾患のモデルを不適切に用いるというやり方は、ほとんど過去の遺物になったといえる。実際、私たちはみな互いに協働し、はるかによい実践を行っているのだ。

結語

本書では、異なった概念モデルを用いる——場合によってはその複数を併用する——ことにより、精神科医のもとにやってくる問題を整理し、精神の機能不全を理解し、そして予防法やマネジメント方針、具体的な治療法を計画することが可能になる、ということを見てきた。それらのモデルは、私たちが研究目的で仮説を立てるのにも役立つ。臨床や学問の実践では、さまざまなモデルの貢献を快く認めることによって重要な発見がもたらされる。統合失調症において、脳構造の変化と薬への反応、さらに家族力動の重要性を関連づけた最近の研究は、そのほんの一例にすぎない。精神医学の新しい教科書には、似たような例の記述が増えている。将来、梅毒スピロヘータが梅毒の精神科的合併症である進行麻痺を起こすという二十世紀初頭の発見（ちなみに、この発見までは過剰なマスターベーションが進行麻痺の原因であると多くの人が考えていた）にも匹敵するようなすばらしい大発見があるかもしれない。だが、この発見からほぼ一世紀がたった現在、私たちが理解しているのは、洗練された概念モデルを巧みに組み合わせて用いることが、治療や予防を効果的に行い、それらをさらに進歩させるうえで最も有望であるようだ、ということである。忘れないでいただきたいのは、私たちはますます専門家の集団になってきているかもしれないが、患者が抱えている問題は今も、そしてこれからもずっとバラエティ豊かなままであるにちがいない、ということである。

真剣な学生さんや実践家の方々、そして患者さんへのわれわれからの助言は、臨床実践における多様なモデルの有用性に対して、開かれた心を持ち続け、どんなに見栄えよく映っているとしても、一つのモデルの表面的な魅力に目がくらむことのないようにしてほしい、ということです。多様性は精神医学の本質なのであって、自らを一つのモデルの檻の中に閉じ込めてしまう人は鍵穴のような視点しか持てません。この視点は初めのうちは刺激的なのですが、広い視野がないために深刻な限界が出てきます。優れたモデルは進歩のための手段であって、崇拝すべき偶像ではありません。モデルが私たちの支配者になることを決して許してはならないのです。

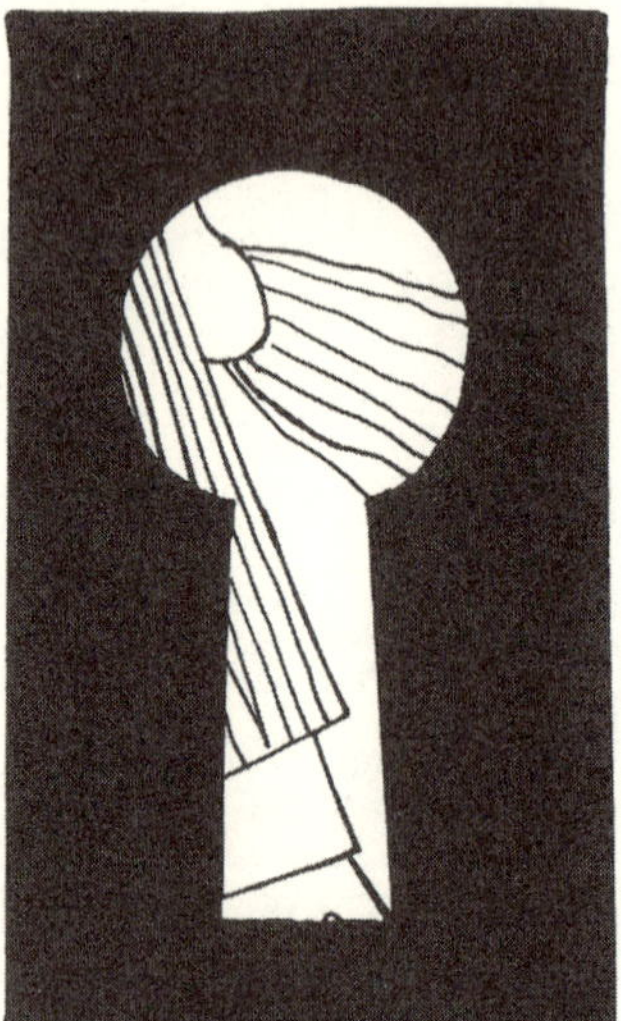

「自らを一つのモデルの折の中に閉じ込めてしまう人は
鍵穴のような視点しか持てません」

〔付録1〕実践演習

多様なモデルを学生に教える際、ケースビネットという形に要約された臨床実践場面からの例を用いることが多い。通常われわれは学生を四つのグループに分け、各グループにモデルの一つを与えてその例に適用してもらう。各グループは、メンバー同士で討論を行い、与えられたモデルをどのようにその問題に当てはめるかを決める。しかる後に、グループ内で選ばれた代表者がそのモデルについて議論することになる。以下では、そういった例の一つを取り上げ、それに対する各モデルに則ったアプローチの概要を示す。もちろん、同様の例は本書の中にも多数記載されている。

臨床例

二十四歳男性。嫌がらせをされているとの訴えで精神科クリニックを受診。家族は彼のことを、つまらない事務職などに就いているといってたえず非難している。医者になってほしいと思っていたのである。今では、一人でいるときでさえ家族が話しかけてきていると感じるようになっている。「あいつは職場に行って朝から晩まで書類ばかり書いて時間を無駄にしている。どうしていいかげん役に立つことをしないんだ?」など、家族は自分を馬鹿にするようなことを言っている。常に自分を監視下に置けるように家族がコンピュータに連結された監視システムを作ったのではないか、と思っており、ジョージ・オーウェルの『1984』の中で繰り返し登場する「ビッグ・ブラザーがあなたを見ている」というフレーズからあれこれ想像をめぐらせている。この妨害のため物事に集中できず、仕事をやめてしまおうと思っている。

解釈――疾患モデル

この男性は妄想型統合失調症に罹患している。監視されている、迫害されているという古典的な妄想や、誰かが自分のことを話しているという幻聴があり、後者は統合失調症の中核（一級）症状の一つである。重大な疾患に罹っており、ドパミン代謝異常を修正する抗精神病薬を必要としているのは疑いの余地がない。そういった薬によって、彼の統合失調症症状は軽減し、正常な状態に戻るであろう。

解釈――精神力動モデル

この男性は大人になりきっておらず、幼児期の段階で発達が止まってしまっている。支配的な母と父のコントロールによっていまだに子ども扱いされており、この両親は息子の人生を支配し続けている。彼がこれまでにしてきたことはどれもみな親を喜ばせようという気持ちからのものであり、大人になって家を出た現在なおこのコントロールが続いている。自分の本当の感情や願望を探り、敵意に満ちた世界で自分らしく生きていくために、力動精神療法が必要である。

解釈――認知行動モデル

この男性の行動は統合失調症に罹っているかのようであるが、彼の言動は非適応的で空回りしており、自分の思考を誤って解釈している。両親が自分を否定してくることに対して腹を立てているのは無理もないが、彼は両親からの影響を過大視している。仕事や友人、趣味など、自分の人生のよい面にも目を向ける必要がある。家族はともかく、他の人たちは自分のことを役に立たない存在だと思っているのか？　もし役に立っていないとしたら、ボスは自分のことを雇い続けるだろうか？　ポジティブな思考の枠組みを作ることにより、家族が及ぼしてくるネガティブな影響を無効化することができる。自ら選んだ仕事でもっと成功すれば、自信もつき、このアプローチが効を奏するであろう。

解釈——社会モデル

社会——主にこの男性の家族という形での——が、彼が現在陥っている一見病気のような状態を作り出した。スノッブな両親に育てられたことで、専門職だけがやりがいのある仕事であって、他の仕事はどれも骨折り損のようなものだ、と信じるようになっている。彼自身の能力や欲求は無視されてきたのであり、社会の中で自分に最も適した特別な居場所を着実に探していく、ということがなされずにきている。彼に必要なのは、家族から離れ、自分は他の人より優れても劣ってもいないということに気づくための手伝いをしてもらい、そして才能を開花させるチャンスが与えられることである。

〔付録2〕用語解説

アノミー

明確な社会的・道徳的規範が相対的に欠如した、無規則状態。デュルケームが用いた用語である。デュルケームによると、こういった欠如がとくに起こりやすいのは、社会的に隔離されている場合や、自殺願望がある人たちにおいてであるという。社会モデルを用いたケアを行う目的の一部は、ある人と、その人を取り巻く社会的ネットワークとの間の相互信頼関係を促進することでアノミーを取り除き、それによって保護的な役割を持つ絆をつくっていくことにある。

科学的根拠に基づく医療（evidence-based medicine：EBM）

この言葉の定義は、「個々の患者の治療についての決定を行う際に、現段階での最も優れたエビデンスをきめ細かく、わかりやすく、バランスよく用いること」である。[2] 現在、あらゆる医療従事者が、このアプローチを用いるようにと盛んに奨励されている。これは至極正論である。しかし、「たで食う虫も好き好き」とはよくいったもので、患者は誰もがみな同じであるわけではないということを実践家は認識していなければならない。どの患者も治療に対してまったく同じ反応を示すとしたら、医学的評価・治療は一切合切コンピュータに任せてしまえるだろう。それゆえ、ＥＢＭに代わる、「個々の患者に基づく医療（patient-based medicine）」というものが存在する。これに則った医療では、ある人の治療を考える際に、その人の経験がＥＢＭよりも優先されることがある。たとえば、「この人は病気に罹るといつも治療Ｘでよくなるため、その病気に推奨されている治療はＹだが、やはりＸでいこう」といった具合である。

逆制止

脱感作という現象を説明するために、ジョセフ・ウォルピが初めて用いた用語。

逆転移

転移を参照のこと。逆転移は、分析家やセラピストが患者に対して抱く、治療者側の転移のこと。これは治療をゆがめてしまう可能性があるため、分析家が逆転移をうまく扱えるように手助けすることがトレーニング分析の重要な目的の一つになっている。

虚偽性障害

とくに理由もないのに、身体疾患や精神疾患の症状を意図的に作り出す（でっちあげる）こと（明確な目的が存在する場合は、「詐病」と呼ばれる）。なかには、そのような症状を呈する疾患に実際に罹ったことのある人たちが以前の症状を偽装していることがあり、そういった人たちは非常に巧みに症状を真似るため、評価が困難になる場合がある[3]。

元型

ユング心理学の用語。特定のイメージや考えを形成する源となる、遺伝的に受け継がれた精神神経学的な「素因」のこと。イメージや観念が直接遺伝するという意味ではないことに注意していただきたい。そのような固有のイメージ・観念によって、経験は生得的に決定されたパターンへと分類されていくことになりやすいという。

行動主義

行動を科学的に研究することは心理科学の重要な部分である、という意味を込めてジョン・B・ワトソンが導入した用語。

行動療法

学習理論に由来するアプローチを用いて、行動を計画的に修正すること。それによって、非適応的な行動は、より適切で適応的な形へと変化する。

コンサルテーション

(1)どのようなものであれ、たんに「相談」のこと。(2)臨床面接。(3)複数の人で、特定の問題の内容について検討したり、その問題にどのように対処していくかについての選択肢を模索したりする、という特定の目的を持った会話。その焦点は、必ずしも医学や心理学に関するものでなくてもよい。

コンプレックス

互いに作用を及ぼし合う、意識にのぼる感情・思考と無意識の感情・思考の集合体。これは行動に影響を及ぼし、その結果症状にも影響することになる。

システミック理論

各自の頭の中だけではなく、人と人の間で（集団、家族、組織などで）起こっている、恒常性を持った（つまり自己修正式の）双方向性プロセスを重視する心理学理論（およびそれに基づいた実践）。この理論は、自然システム全般に適用される「システム理論」の心理社会版である。

自由連想

数学者・遺伝学者であるフランシス・ゴールトンが初めて用いた用語。ゴールトンは（公共交通機関でロンドンをぶらぶらしていたときに）、ある精神現象から別の精神現象への移行（連想）は、ランダムに起こるのではなく、「バックグラウンド」のつながり、すなわち無意識のつながりによって説明がつくこと、そして、連想が起こった後に注意深く分析することによってのみこのつながりをつきとめることが可能になることに気づいた。この概念は、フロイトをはじめとする多くの後進に取り上げられることになった。

集合的無意識

元型は普遍性・類似性を持った脳の産物であるため、人類はある種の非常に根元的なレベルで元型を共有している、というユング心理学の概念。

（条件反応の）消去

条件反応を強化している刺激や行動を別の刺激・行動に置き換えることによって、条件反応を除去すること。

心理学者

心の研究の専門家。この用語には、人間以外の動物の高次精神機能を研究する専門家である動物心理学者、職業に関係した精神機能を研究する専門家である職業心理学者、分析心理学者（通常は心理療法家）、さらには精神保健の問題に対する心理的な評価・治療の実践について正式なトレーニングを受けた臨床心理学者までが含まれる。同様の専門家に公認心理学者がいるが、彼らは上述の心理学者らほど広範なトレーニングを受けていない。

精神科医

医師の資格を持つ、精神保健の専門家。

精神分析

ジークムント・フロイトが発展させた、長期にわたって集中的に行う古典的心理療法。また、その基になっている理論。

精神（心理）療法家

心理療法の多くの学派の一つについてトレーニングを受け、（理想的には）そのような専門家であると正式な形で認識されている人のこと。精神（心理）療法家は、精神科医や心理学者であることもあれば、まったく別の専門家であることもある。

双極性感情障害

重い精神疾患の一つで、以前は「躁うつ病」と呼ばれていた。この疾患では、気分高揚（躁病、または軽躁病〈軽度の躁病〉）のエピソードと抑うつ気分（うつ病）のエピソードの両方が明らかに存在し、エピソードとエピソードの間の機能状態は正常である。

脱感作

恐れている対象に徐々に曝露していくことで、不安・恐怖が少しずつ消失していくこと。予想される恐怖の強さによって階層化し、弱いものから強いものへと進んでいくことが普通である。（たとえば、犬恐怖症の人には、最初に小型犬の写真、次にもっと大きな犬の写真を見せ、その後、本物の小型犬、さらに大型犬に対面させる、といった具合である）。

適応障害

外的なストレス要因に反応して起こってくる障害であり、その要因がなかったとしたらこの障害は起こっていなかったものと考えられる。この用語は精神医療の世界ではあまり使用されないものの、こういった状態は、自然に治ったり、ほとんど援助がなくてもよくなったりするため、通常特別な治療を必要としないという点で重要である。

（感情）転移

相互関係の中で（精神療法などにおいて）生じる感情であり、患者はこの感情を治療者の中に存在するものと考える。たとえば、「たいていの人は私のことをよく思わない」と感じている患者が、「先生は私のことを好きではない」と感じるようになる、といったことがそうである。

投影

心の中のイメージ（そしてそれに付随する感情）を、あたかも外部の現実のようにみなすこと。たとえば、そのように信じる客観的な根拠がないにもかかわらず、誰かが悪意を抱いていると考えること。

統合失調症（schizophrenia）

最も重い精神疾患の一つであり、字義通りの意味は「粉々になった精神」である。* この疾患の特徴は精神機能の統合崩壊であり、正常な機能と、幻覚（明らかな刺激が存在しないのに、触られている、声がきこえる、見えるなどの知覚体験をすること）や妄想（そうではないことを示す根拠しか存在しないのに、事実に反する確固とした信念を抱くこと）などの主要症状が渾然一体となっている。

取り入れ

現実世界――「外部」――に存在する何らかの属性を、自らの内部に生じさせる心の働きのこと。たとえば、何かをうまくやって自信を得ることや、文化・サブカルチャーに内在する考え方を無条件に受け入れたり自分自身のものとみなしたりすることがそれにあたる。

ニドセラピー（nidotherapy）

多職種が協働して行う治療の一つ。その人を取り巻く環境を体系的に評価し、それを変えていくことによって、どのような種類の精神疾患であれ、その疾患が本人や社会に与える影響を最小限に抑えるような治療法。ニドセラピーという名前は、ラテン語で「巣」を意味するニドゥス（nidus）にちなんでいる。巣は、その中に入れられたものの形に合わせて自在に調整することができるという点において、自然界に存在する物の代表例になっているからである。ニドセラピーでは、治療を受ける人は、セラピスト（ニドセラピスト）の助けを借りて自らを取り

＊訳注：「schizophrenia」は、一九一一年にスイスの精神医学者オイゲン・ブロイラーが命名した病名であり、「分裂した精神」を意味するラテン語である。日本でもかつて「精神分裂病」と訳され、この疾患の正式な病名として用いられていたが、必要以上にネガティブで悲観的なイメージを与え、偏見につながりうる訳語であることから、二〇〇二年に統合失調症と改名された

巻く社会的・物理的な環境を変化させる。その結果、周囲の環境により馴染むようになることで、精神疾患というレッテルを返上するのである。

般化

学習の一部が、ある特定の状況をもととして、その状況の重要な部分を共通に持つ、はるかに多くの（一般的な）状況へと広がっていく現象のこと。

反対条件づけ

広場恐怖の場合などにおいて、ある一連の条件反応を、より高次の強化刺激とともに呈示される別の条件反応によって置き換えること。恐れている特定の状況に激しく曝露させることにより、その状況に対する恐怖を消去し、そういった恐怖は不合理なものであるということを証明する。

否認

防衛機制の一つ。たとえば、ひどいトラウマになるようなことは起こらなかった、それほどひどいことではなかった、などと自分に思い込ませようとすることがそうである。否認にはさまざまな程度のものがあり、その種類も多岐にわたる。すなわち、健康的な範囲の自己防衛から、神経症レベルのもの、さらにはある種の精神病までが含まれる。

病識

この用語は一般に「病気であるという認識」と定義され、ある人が精神疾患に罹患している場合に、自らの病気に対するその人自身の認識について問題にする際に使用される。だから「病識が保たれている」という言葉は、通常、「『自分が感じている体験は、客観的な事実ではなく、自らの心の中で生じているものの一部である』とその人が認識している」という内容を短く表現していることになる。しかし、アンソニー・デビッド[1]が強調しているように、病識というのは実際にははるかに複雑である。この概念に含まれるものには、物事の原因の単純な取り違え（ラジオの音声を宇宙からやってきた音のように思う、など）に始まり、認知の誤り（性感染症に罹っていると診断されたときに「自分は呪いで死んでしまうのだ」と考える、など）、さらには系統的なバイアスや特異な信念（妄想もこれに含まれる）までがある。精神疾患に罹患している人たちの大部分は、状態が悪化したときを除き、何らかの病識を有している。

広場恐怖（agoraphobia）

文字通りの意味は、「公共の場所に対する恐怖」である（「広場に対する恐怖」と誤訳されることが多い）*。一八七一年にドイツ人精神科医カール・ウエストファルが名づけたのだが、その語源は、ギリシア語の「agorá」（市場）とphobia**である。これは適切な用語であった。というのも、市場は、とても賑やかで身動きがとれない（逃げられない〈閉所恐怖〉というのは、広場恐怖症患者の恐怖の一つである）こともあれば、不気味なほど閑散としていることもあったからである。通常、広場恐怖に含まれるのは、公共交通機関で移動する、交通量の多い道路を横断する、家の外に出る、スーパーなどの店に入る、などといった状況への恐怖である。

フラッディング

恐怖症の人を、その人が恐れている状況に曝露させ、そこから逃げられないようにすることで、その状況は無害であるということがわかるようにすること（「脱感作」は、これと同じ結果に徐々に到達する点で異なる）。

防衛

無意識に用いる多彩な心理機制のこと。この機制によって、自我（統合された自己の感覚）は、自らの内部において、あるいは外部の現実世界において生じる多種多様な脅威から自身を守っている。

＊　訳注：その例に漏れず、英語の「agoraphobia」は日本語で「広場恐怖」と訳されている。しかし、「agora」は「open space（広場）」ではなく「public place（公共の場所）」を意味するため、そういった訳語は適切ではないという主張である

＊＊訳注：恐怖（症）

無意識

精神機能の一部。私たちが普段認識していない部分であるにもかかわらず、感情や考え方、行動に影響を及ぼしている。無意識の中でも強い影響力を持つ部分は、沈思黙考、夢、ある種の実験的な状況、そして力動精神療法や精神分析などによって「回復」されることがある。無意識は重要な概念であると同時に、とらえにくい概念でもある。たとえば、「無意識の思考」という概念には——撞着（相互に矛盾した）語法ではないにしても——用語の矛盾が存在する、という主張や、精神の中の無意識の部分は心理的というより身体的なものである、という主張を行う学説もある。無意識をめぐる議論は今後も続いていくであろう。

ライフイベント

人生に大きな影響を及ぼす可能性があり、かつ、多かれ少なかれ他の要因と独立に起こる出来事。こういったイベントは、自分の人生にどれくらいの影響を及ぼしたと感じているか、という点から得点化することができ、重大なイベント（例：子どもの死）は、他のイベント（例：同じ町の中での引越）に比べてはるかに高い得点が与えられる。

力動精神療法

古典的な精神分析そのものではないが、精神分析理論に由来する理論・原理を用いた精神療法。

訳者あとがき

本書は、イギリスの精神科医であるピーター・タイラー、デレック・スタインバーグ共著のModels for Mental Disorder 第四版の全訳です。精神疾患の概念モデルについて平易な言葉で解説した本書は、一九八七年にイギリスで初版が刊行され、以後、精神医学の進歩に対応する形で版を重ねて現在に至っています。著者らは、疾患モデル、精神力動モデル、認知行動モデル、社会モデルという精神医学の主要四モデルについて、まずそれぞれの長所・限界を忌憚なく述べたうえで、精神疾患の多様な側面を理解し、その全体像をとらえるためにはどのモデルも必要不可欠であるということを明らかにし、最終的には、これらのモデルを多職種協働による臨床実践の中で臨機応変に、かつ理にかなった形で用いることが重要であると説いています。

訳者が自らの臨床実践に役立ちそうな本を探していたときに偶然本書を発見し、タイトルに惹かれて購入したのですが、読み進めるうちに、普段の実践の中で感じたり考えたりしている多くの（ときにはとりとめもない）断片の一つひとつが、四つのモデルといういわば引き出しに分類され、整理されていくような感覚をおぼえました。そして、もしかすると本書は精神医療に携わる多くの方々にとって有益な本ではないだろうか……と感じるようになり、以前お世話になった星和書店にお願いし、訳書を出版していただくこととなりました。

ここに登場する四つのモデルはそれぞれが奥深いものであるため、各モデルについて触りの部分を紹介するにとどまっている点は、本書の欠点あるいは限界といえるかもしれません。その一方、教科書ではなく気軽な読み物を意図したという著者らの言葉通り、多忙な日常業務の合間に気分転換として読むこともできるような内容になっています。関心のあるテーマについてさらに追求されたい方には、参考文献のリストが手がかりになることと思われます。

訳者として気がかりなのは、随所に散りばめられているイギリス特有ともいえるユーモアやジョークが、文化的背景の異なる日本の読者の方々にどのように受け止められるだろうか、という点です。それでも、できるだけ多くの方に最後まで飽きずにお付き合いいただきたいと著者らは望んでいるであろうこと、そして、著者らの理想はあくまでもあらゆる専門家が同等に尊重される中での多職種協働であることを踏まえ、一見するとやや失礼に映る部分も含めてすべて訳出しました。

どのように時代が移ろい、精神医学が変化を遂げようと、結局、訳者も含め精神保健の専門家の仕事は、患者さん、あるいはクライアントやユーザーの方々（以下、代表として「患者さん」と表記しますが、クライアントやユーザーの方々も含みます）が抱えておられる問題を解決するための援助を提供することである、ということに変わりはなく、啓蒙が進んできた現在では、患者さん自身が医療サービスを選び、積極的にそこに参加する、ということがますます増えています。したがって、本書を通じて、患者さんやそのご家族が、こころの処方箋には実にさまざまなものがあるということをお知りになり、それがきっかけとなって、ご自身の問題により適した治療にめぐりあうことができれば、訳者としてこれほどうれしいことはありません。

最後になりましたが、翻訳・出版の機会をお与えいただき、拙訳を丁寧に編集・校正してくださった星和書店の石澤雄司社長、近藤達哉氏、佐々木悠さんに深謝いたします。そして、臨床研究の魅力と可能性を教えてくださった橋本亮太先生、実践と研究を両立することの意義を教えてくださった尾関祐二先生、折にふれ幅広い視点から貴重なアドバイスをくださる金吉晴先生、研修医の頃から現在まで言葉に尽くせないほどお世話になっている無二の師・功刀浩先生をはじめ、これまで教え導いてくださった多くの方々に、この場をお借りしてこころより感謝いたします。

二〇一二年四月

堀　弘明

索　引

〈か行〉

〈さ行〉

〈た行〉

〈ま行〉

〈や行〉

〈ら行〉

〈わ行〉

文　献

序文

1) Fulford, K.W.M., Morris, K.J., Sadler, J.Z. and Stanghellini, G. (2003) Past improbably, future possible: the renaissance of philosophy and psychiatry. In *Nature and Narrative: An Introduction to the New Philosophy of Psychiatry*, (eds) Fulford, K.W.M., Morris, K., Sadler, J. and Stanghellini, G., pp. 1–41. Oxford University Press, Oxford.

第1章

1) Bolton, D. and Hill, J. (1996) *Mind, Meaning and Mental Disorder*. Oxford University Press, Oxford.
2) Bursten, B. (1979) Psychiatry and the rhetoric of models. *American Journal of Psychiatry*, **136**, 661–665.
3) Engel, G.L. (1977) The need for a new medical model: a challenge for medicine. *Science*, **196**, 129–136.
4) Poppa, K.K. (1963) *Conjecture and Refutations: The Growth of Scientific Knowledge*. Routledge & Kegan Paul, London.
5) Siegler, N. and Osmond, H. (1974) *Models of Madness: Models of Medicine*. Macmillan, New York.
6) Steinberg, D. (1992) Informed consent: consultation as a basis for collaboration between disciplines and between professionals and their patients. *Journal of Inter-professional Care*, **6**, 43–48.

第2章

1) Aquilina, C. and Warner, P. (2004) *A Guide to Psychiatric Examination*. PasTest, Knutsford, Cheshire.
2) Carlsson, A. and Lindqvist, M. (1963) Effect of chlorpromazine or haloperidol on formation of 3-methoxytyramine and normetanephrine in mouse brain. *Acta Pharmacologica et Toxicologica*, **20**, 140–144.
3) Doll, R. and Bradford Hill, A. (1950) Smoking and carcinoma of the lung: a preliminary report. *British Medical Journal*, **2**, 739–748.
4) Edwards, S.J.L., Lilford, R.J. and Hewison, J. (1998) The ethics of randomised controlled trials from the perspectives of patients, the public, and healthcare professionals. *British Medical Journal*, **317**, 1209–1212.
5) Gregory, S., Shawcross, C.R. and Gill, D. (1985) The Nottingham ECT study: a double-blind comparison of bilateral, unilateral and simulated ECT in depressive illness. *British Journal of Psychiatry*, **146**, 520–524.
6) Harrison, P.J. (2004) The hippocampus in schizophrenia: a review of the neuropathological evidence and its pathophysiological implications. *Psychopharmacology*, **174**, 151–162.
7) Home Office and Department of Health (1999) *Managing Dangerous People with Severe Personality Disorder: Proposals for Policy Development*. Department of Health, London.
8) Hunter, R. (1973) Psychiatry and neurology: psychosyndrome or brain disease? *Journal of the Royal Society of Medicine*, **66**, 359–364.

9) Jaspers, K. (1963) *General Psychopathology*, translated by Hoenig, J. and Hamilton, M.W. Manchester University Press, Manchester.
10) Johnson, D.A., Ludlow, J.M., Street, K. and Taylor, R.D. (1987) Double-blind comparison of half-dose and standard-dose flupenthixol decanoate in the maintenance treatment of stabilised outpatients with schizophrenia, *British Journal of Psychiatry*, **151**, 634–638.
11) MacAlpine, I. and Hunter, R. (1969) *George III and the Mad Business*. Allen Lane, London.
12) McCabe R. (2004) On the inadequacies of Theory of Mind explanations of schizophrenia: alternative accounts of alternative problems. *Theory and Psychology*, **14**, 738–752.
13) Patience, D.A., Blackwood, D.H.R., McColl K.E.L., and Moore, M.R. (1994) Acute intermittent porphyria and mental illness—a family study. *Acta Psychiatrica Scandinavica*, **89**, 262–267.
14) Popper, K. (1963) *Conjecture and Refutations: The Growth of Scientific Knowledge*. Routledge & Kegan Paul, London.
15) Rutter, M. and Gould, M. (1985) Classification. In M. Rutter and L. Hersov (eds), *Child and Adolescent Psychiatry—Modern Approaches*. Blackwell Scientific, Oxford.
16) Sargant, W. and Slater, E. (1954) *An Introduction to Physical Methods and Treatment in Psychiatry*. Livingstone, Edinburgh.
17) Scadding, J.E. (1967) Diagnosis: the clinician and the computer. *Lancet, ii*, 877–882.
18) Shergill, S.S., Brammer, M.J., Amaro, E., Williams, S.C.R., Murray, R.M. and McGuire, P.K. (2004) Temporal course of auditory hallucinations. *British Journal of Psychiatry*, **185**, 516–517.
19) World Health Organization (1992) *International Classification of Diseases*, 10th edn. WHO, Geneva.

第3章

1) Bateman, A. and Fonagy, P. (1999) Effectiveness of partial hospitalization in the treatment of borderline personality disorder: a randomized controlled trial. *American Journal of Psychiatry*, **156**, 1563–1569.
2) Bateman, A. and Fonagy, P. (2004) *Psychotherapy for Borderline Personality Disorder: Mentalization Based Treatment*. Oxford University Press, Oxford.
3) Bettelheim, B. (1985) *Freud and Man's Soul*. Fontana, London.
4) Bloch, S. and Harari, E. (2000) Family therapy. In *The New Oxford Textbook of Psychiatry*, (eds) M. Gelder, J. Lopez-Ibor and N. Andreasen, pp. 1472–1483. Oxford University Press, Oxford.
5) Bloom, H. (2002) *Genius*. Fourth Estate: London.
6) Bowlby, J. (1969) *Attachment and Loss*. Volume 1: *Attachment*. Hogarth Press, London.
7) Bowlby, J. (1973) *Attachment and Loss*. Volume 2: *Separation: Anxiety and Anger*. Hogarth Press, London.
8) Bowlby, J. (1980) *Attachment and Loss*. Volume 3: *Loss*. Hogarth Press, London.
9) Brown, J.A.C. (1961) *Freud and the Post-Freudians*. Penguin Books, Harmondsworth.
10) Caplan, G. (1970) *The Theory and Practice of Mental Health Consultation*. Tavistock, London.
11) Clark, Le Gros (1947) *The Tissues of the Body*. Cambridge University Press, Cambridge.
12) Damasio, A. (1999) *The Feeling of What Happens: Body, Emotion and the Making of Consciousness*. Heinemann, London.
13) Ellenberger, H.F. (1970) *The Discovery of the Unconscious*. Allen Lane, London.
14) Evans, P. (1972) Henri Ey's concepts of the organisation of consciousness and its disorganisation: an extension of Jacksonian theory. *Brain*, **95**, 2, 413–420.
15) Freud, A. (1936) *The Ego and the Mechanisms of Defence*. Hogarth Press, London.
16) Freud, S. (1954) *The Interpretation of Dreams*, trans. J. Strachey. George Allen & Unwin, London.
17) Gorrell Barnes, G. (1994) Family therapy. In M. Rutter, E. Taylor and L. Hersov (eds), *Child Psychiatry: Modern Approaches*, 3rd edn, pp. 946–967. Blackwell Science, Oxford.
18) Hinshelwood, R.D. (1994) *Clinical Klein*. Free Association Books, London.
19) Jennings, S. (1983) *Creative Therapy*. Kemble Press, Banbury.
20) Jung, C.G. (1935) *Analytical Psychology: Its Theory and Practice*. Tavistock Lectures: in

Collected Works, Volume 18. Routledge & Kegan Paul, London.
21) Knox, J. (2003) *Archetype, Attachment, Analysis*. Brunner-Routledge, London.
22) Kreeger, L. (1975) *The Large Group*. Constable, London.
23) Parkes, C.M. (1969) Separation anxiety: an aspect of the search for a lost object In *Studies of Anxiety*, M.H. Lader (ed). Royal Medico-Psychological Association, London.
24) Rose, H. and Rose, S. (eds) (2000) *Alas, Poor Darwin. Arguments against Evolutionary Psychology*. Radcliffe Publishing, Abingdon.
25) Segerstråle, U. (2000) *Defenders of the Truth: The Sociobiology Debate*. Oxford University Press, Oxford.
26) Skynner, R. (1989) *Institutes and How to Survive Them*, J. Schlapobersky (ed). Methuen, London.
27) Skynner, R. and Cleese, J. (1984) *Families and How to Survive Them*. Methuen, London.
28) Steinberg, D. (1989) *Interprofessional Consultation. Innovation and Imagination in Working Relationships*. Blackwell Scientific, Oxford.
29) Steinberg, D. (2000) *Letters from the Clinic. Letter Writing in Clinical Practice for Mental Health Professionals*. Brunner-Routledge, London.
30) Steinberg, D. (2005) *Complexity in Healthcare and the Language of Consultation: Exploring the Other Side of Medicine*. Radcliffe Publishing, Abingdon.
31) Steinberg, D. (2006) *Consciousness Reconnected: Missing Links between Neuroscience, Depth Psychology and the Arts*. Radcliffe Publishing, Abingdon.
32) Stevens, A. (1995) *Private Myths. Dreams and Dreaming*. Hamish Hamilton, London.
33) Stevens, A. (2002) *Archetypes Revisited*. Brunner-Routledge, London.
34) Stevens, A. and Price, J. (1996) *Evolutionary Psychiatry*. Routledge, London.
35) Sulloway, F.J. (1979) *Freud: Biologist of the Mind*. Andre Deutsch, London.
36) Thomson, M. (1989) *On Art and Therapy*. Virago, London.
37) Trist, E. and Murray, H. (eds) (1990) *The Social Engagement of Social Science*. A Tavistock Anthology. Volume 1: *The Socio-psychological Perspective*. Free Association Books, London.
38) White, M. and Epston, D. (1990) *Narrative Means to Therapeutic Ends*. W.W. Norton, London.
39) Wilson, P. (1986) Individual psychotherapy in a residential setting. In *The Adolescent Unit*, D. Steinberg (ed). Wiley, Chichester.
40) Winnicott, D.W. (1974) *Playing and Reality*. Penguin, Harmondsworth.
41) Winnicott, D.W. (1991) *Human Nature*. Free Association Books, London.
42) Wyss, D. (1966) *Depth Psychology: A Critical History*. George Allen & Unwin, London.

第4章

1) Beck, A.T. (1976) *Cognitive Therapy and the Emotional Disorders*. International Universities Press, New York.
2) Beck, A.T. (1991) *Cognitive Therapy of Personality Disorders*. Guilford Press, New York.
3) Beck, A.T. (1993) Cognitive therapy: past, present and future. *Journal of Consulting and Clinical Psychology*, **61**, 194–198.
4) Beck, A.T., Emery, G. and Greenberg, R. (1985) *Anxiety Disorders and Phobias: a Cognitive Perspective*. Basic Books, New York.
5) Blackburn, I.M. and Davidson, K.M. (1995) *Cognitive Therapy for Depression and Anxiety*. Blackwell Scientific, Oxford.
6) Blake, B.G. (1965) The application of behaviour therapy to the treatment of alcoholism. *Behaviour Research and Therapy*, **3**, 75–80.
7) Davidson, K.M. and Tyrer, P. (1996). Cognitive therapy for antisocial and borderline personality disorder: single case study series. *British Journal of Clinical Psychology*, **35**, 413–429.
8) Ellis, A. (1962) *Reason and Emotion in Psychotherapy*. Stuart, New York.
9) Ellis, A. (1995) Changing rational-emotive therapy (RET) to rational emotive behavior therapy (REBT). *Journal of Rational-Emotive and Cognitive-Behavior Therapy*, **13**, 85–90.
10) Emmelkamp, P.M.G. and Kuipers, A.C.M. (1979) Agoraphobia: a follow-up study 4 years after treatment. *British Journal of Psychiatry*, **134**, 352–355.

11) Evans, M.D., Hollon, S.D., et al. (1992) Differential relapse following cognitive therapy and pharmacotherapy for depression. *Archives of General Psychiatry*, **49**, 802–808.
12) Freeman, C.P., Barry, F., et al. (1988) Controlled trial of psychotherapy for bulimia nervosa. *British Medical Journal*, **296**, 521–525.
13) Ghodse, A.H. (2002) *Drugs and Addictive Behaviour: A Guide to Treatment*. Cambridge University Press, Cambridge.
14) Ghodse, A.H. and Maxwell, D. (1990) *Substance Misuse and Dependence: An Introduction for the Caring Professions*. Macmillan, London.
15) Kingdon, D. and Turkington, D. (1993) *Cognitive Therapy in Schizophrenia*. Guilford Press, New York.
16) Linehan, M.M., Dimeff, L.A., Reynolds, S.K., Comtois, K.A., Welch, S.S., Heagerty, P., and Kivlahan, D.R. (2002) Dialectical behavior therapy versus comprehensive validation therapy plus 12-step for the treatment of opioid dependent women meeting criteria for borderline personality disorder. *Drug and Alcohol Dependence*, **67**, 13–26.
17) Orwell, G. (1949) *1984*. Secker & Warburg, London.
18) Pavlov, I.P. (1927) *Conditioned Reflexes*. Oxford University Press, London.
19) Pavlov, I.P. (1941) *Conditioned Reflexes and Psychiatry*. International Publishers, New York.
20) Perry, A., Tarrier, N., Morriss, R., McCarthy, E. and Limb, K. (1999) Randomised controlled trial of efficacy of teaching patients with bipolar disorder to identify early symptoms of relapse and obtain treatment. *British Medical Journal*, **318**, 149–153.
21) Proudfoot, J., Goldberg, D., Mann, A., Everitt, B., Marks, I., and Gray, JA (2003) Computerized, interactive, multimedia cognitive-behavioural program for anxiety and depression in general practice. *Psychological Medicine*, **33**, 217–227.
22) Salkovskis, P.M. (1991) The importance of behaviour in the maintenance of anxiety and panic: A cognitive account. *Behavioural Psychotherapy*, **19**, 1, 6–19.
23) Salkovskis, P.M. (2002) Empirically grounded clinical interventions: cognitive-behavioural therapy progesses through a multi-dimensional approach to clinical science. *Behavioural and Cognitive Psychotherapy*, **30**, 3–9.
24) Salkovskis, P.M., and Hackmann, A. (1997). Agoraphobia. In G.C.L. Davey (ed), *Phobias: A Handbook of Theory, Research and Treatment*, pp. 27–62. Wiley, Chichester.
25) Salkovskis, P.M., Clark, D.M., Hackmann, A., Wells, A. and Gelder, M.G. (1999) An experimental investigation of the role of safety-seeking behaviours in the maintenance of parmic disorder with agoraphobia. *Behaviour Research and Therapy*, **37**, 559–574.
26) Schmaling, K.B., Fruzzetti, A.E. and Jacobson, N.S. (1989) Marital problems. In *Cognitive Behaviour Therapy for Psychiatric Problems*, K. Hawton, P.M. Salkovskis, J. Kirk and D.M. Clark (eds), pp. 339–369. Oxford Medical, Oxford.
27) Shaw, G.B. (1932) *The Adventures of the Black Girl in Her Search for God*. Constable, London.
28) Skinner, B.F. (1972) *Beyond Freedom and Dignity*. Jonathan Cape, London.
29) Tyrer, P. and Tyrer, S. (1974) School refusal, truancy and neurotic illness. *Psychological Medicine*, **4**, 416–421.
30) Watson, J.B. (1913) Psychology as the behaviorist views it. *Psychological Review*, **20**, 158–177.
31) Watson, J.B. and Rayner, R. (1920) Conditioned emotional reactions. *Journal of Experimental Psychology*, **3**, 1–14.
32) Wolpe, J. (1958) *Psychotherapy by Reciprocal Inhibition*. Stanford University Press, Stanford, CA.
33) Young, J.E. (1994) *Cognitive Therapy for Personality Disorders: A Schema-focused Approach*, revised edition. Practitioner's Resource Series. Professional Resource Press, Sarasota, FL.

【参考文献】

Beck, J. (1995) *Cognitive Therapy: Basics and Beyond*. Guilford Press, New York.
Ellis, A. (1962) *Reason and Emotion in Psychotherapy*. Stuart, New York.
Guidano, V.F. and Liotti, G. (1983) *Cognitive Processes and Emotional Disorders: A Structural Approach to Psychotherapy*. Guilford Press, New York.
Hawton, K., Salkovskis, P.M., Kirk, J. and Clark, D.M. (eds) (1989) *Cognitive Behaviour Therapy for Psychiatric Problems: A Practical Guide*. Oxford Medical, Oxford.

第5章

1) Ambelas, A. (1979) Psychologically stressful events in the precipitation of manic episodes. *British Journal of Psychiatry*, **135**, 15–21.
2) Barker, P. (1981) *Basic Family Therapy*. Granada, London.
3) Barton, R. and Whitehead, T.A. (1969) The gaslight phenomenon. *Lancet*, *i*, 1258–1260.
4) Bloch, S. and Reddaway, P. (1980). *Russia's Political Hospitals: Abuse of Psychiatry in the Soviet Union*. Gollancz, London.
5) Brown, G.W. and Birley, J.L.T. (1968) Crises and life events and the onset of schizophrenia. *Journal of Health and Social Behaviour*, **9**, 203–214.
6) Brown, G. and Harris, T. (1978) *The Social Origins of Depression*. Tavistock Publications, London.
7) Cooper, B. and Sylph, J. (1973) Life events and the onset of neurotic illness: an investigation in general practice. *Psychological Medicine*, **3**, 421–435.
8) Durkheim, E. (1897) *Le Suicide*. Alcan, Paris.
9) Faris, R.E.L. and Dunham, H.W. (1939) *Mental Disorders in Urban Areas: An Ecological Study of Schizophrenia and Other Psychoses*. University of Chicago Press, Chicago.
10) Finlay-Jones, R. and Brown, G.W. (1981) Types of stressful life events and the onset of anxiety and depressive disorders. *Psychological Medicine*, **11**, 803–815.
11) Giddens, A. (1972) *Emile Durkheim; Selected Writings*. Cambridge University Press, London.
12) Hamilton, P. (1938) *Gaslight*. Constable, London.
13) Holmes, T.H. and Rahe, R.H. (1967) The social readjustment rating scale. *Journal of Psychosomatic Research*, **11**, 213–218.
14) Jarman, B., Hirsch, S., White, P. and Driscoll, R. (1992) Predicting psychiatric admission rates. *British Medical Journal*, **304**, 1146–1151.
15) Jones, K., Wilkinson, G. and Craig, T.K. (1991) The 1978 Italian mental health law—a personal evaluation: a review. *British Journal of Psychiatry*, **159**, 556–561.
16) Lund, C.K. and Gardiner, A.Q. (1977) The gaslight phenomenon-an institutional variant. *British Journal of Psychiatry*, **131**, 533–534.
17) Owen, C., Tarantello, C., Jones, M. and Tennant, C. (1998). Lunar cycles and violent behaviour. *Australian and New Zealand Journal of Psychiatry*, **32**, 496–499.
18) Parkes, C.M., Benjamin, B. and Fitzgerald, R.G. (1967) Broken heart: a statistical survey of increased mortality among widowers. *British Medical Journal*, **1**, 740–743.
19) Paykel, E.S., Myers, J.K., Diendelt, M.N., Klerman, G.L., Lindenthal, J.J. and Pepper, M.P. (1969) Life events and depression: a controlled study. *Archives of General Psychiatry*, **21**, 753–760.
20) Paykel, E.S., Prusoff, B.A. and Uhlenhuth, E.H. (1971) Scaling of life events. *Archives of General Psychiatry*, **25**, 340–347.
21) Ritscher, J.E.B., Warner, V., Johnson, J.G. and Dohrenwend, B.P. (2001) Inter-generational longitudinal study of social class and depression: a test of social causation and social selection models. *British Journal of Psychiatry*, **178**, 84–90.
22) Smith, C.G. and Sinanan, K. (1972) The 'gaslight phenomenon' reappears. *British Journal of Psychiatry*, **120**, 685–686.
23) Szasz, T.S. (1961) *The Myth of Mental Illness*. Harper & Row, New York.
24) Tansella, M. and Williams, P. (1987) The Italian experience and its implications. *Psychological Medicine*, **17**, 283–289.
25) Totman, R. (1979) *Social Causes of Illness*. Souvenir Press, London.
26) Tyrer, P. (2001) The case for cothymia: mixed anxiety and depression as a single diagnosis. *British Journal of Psychiatry*, **179**, 191–193.
27) Tyrer, P. (2002) Nidotherapy: a new approach to the treatment of personality disorder. *Acta Psychiatrica Scandinavica*, **105**, 469–471.
28) Tyrer, P. and Bajaj, P. (2005) Nidotherapy: making the environment do the therapeutic work. *Advances in Psychiatric Treatment*, **11**, 232–238.
29) Tyrer, P., Sensky, T. and Mitchard, S. (2003) The principles of nidotherapy in the treatment of persistent mental and personality disorders. *Psychotherapy and Psychosomatics*, **72**, 350–356.
30) Vaughn, C.E. and Leff, J.P. (1973) The influence of family and social factors on the course of psychiatric illness: a comparison of schizophrenic and depressed neurotic outpatients. *British Journal of Psychiatry*, **129**, 125–137.
31) Weich, S., Blanchard, M., Price, M., Burton, E., Erens, B. and Sproston, K. (2002) Mental

health and the built environment: cross-sectional survey of individual and contextual risk factors for depression. *British Journal of Psychiatry* **180**, 428–433.

【参考文献】

Bhugra, D. and Leff, J. (eds) (1992) *Principles of Social Psychiatry*. Blackwell, Oxford.

第6章

1) American Psychiatric Association (1994) *Diagnostic and Statistical Manual for Mental Disorders*, 4th revision. American Psychiatric Association, Washington, DC.
2) Birley, J.L.T. (1991) Psychiatrists and citizens. *British Journal of Psychiatry*, **159**, 1–6.
3) Burns, T. and Firn, M. (2002) *Assertive Outreach in Mental Health: A Manual for Practitioners*. Oxford University Press, Oxford.
4) Burton, C. (2002) Introduction to complexity. In K. Sweeney and F. Griffiths (eds), *Complexity and Healthcare: An Introduction*. Radlciffe Publishing, Abingdon.
5) Caplan, G. (1970) *The Principles and Practice of Mental Health Consultation*. Tavistock, London.
6) Chua, S.E. and McKenna, P.J. (1995) Schizophrenia—a brain disease? A critical review of structural and functional cerebral abnormality in the disorder. *British Journal of Psychiatry*, **166**, 563–582.
7) Cooklin, A. (ed) (1999) *Changing Organisations: Clinicians as Agents of Change*. Karnac Books, London.
8) Coulter, A. (2003) Patients, power and responsibility. Review of Spiers, J. (2003). *Journal of the Royal Society of Medicine*, **96**, 512–513.
9) Foucault, M. (1967) *Madness and Civilisation*. Tavistock, London.
10) Gale, C. and Howard, R. (2003) *Presumed Curable: An Illustrated Casebook of Victorian Psychiatric Patients in Bethlem Hospital*. Wrightson Biomedical Publishing, Petersfield.
11) Gleick, J. (1987) *Chaos: Making a New Science*. Sphere Books, Penguin, London.
12) Lewis, A. (1953) Health as a social concept. *British Journal of Sociology*, **4**, 109–124.
13) Onyett, S. (1992) *Case Management in Mental Health*. Chapman & Hall, London.
14) Parry-Jones, W. (1986) Multi-disciplinary work: help or hindrance? In D. Steinberg (ed), *The Adolescent Unit: Work and Teamwork in Adolescent Psychiatry*. Wiley, Chichester.
15) Milligan, S. (2004) *The Compulsive Spike Milligan*, Farnes, N. (ed). Fourth Estate, London, p. 394.
16) Proudfoot, J., Goldberg, D., Mann, A., Everitt, B., Marks, I. and Gray, J.A. (2003) Computerized, interactive, multimedia cognitive-behavioural program for anxiety and depression in general practice. *Psychological Medicine*, **33**, 217–227.
17) Ramon, S. (1985) *Psychiatry in Britain: Meaning and Policy*. Croom Helm, London.
18) Rutter, M. (ed) (1980) *Developmental Psychiatry*. Heinemann, London.
19) Salkovskis, P.M. (2002) Empirically grounded clinical interventions: cognitive-behavioural therapy progresses through a multi-dimensional approach to clinical science. *Behavioural and Cognitive Psychotherapy*, **30**, 3–9.
20) Salmond, P. and Hall, G. (2004) Patient empowerment or the emperor's new clothes? *Journal of the Royal Society of Medicine*, **97**, 53–56.
21) Spiers, J. (2003) *Patients, Power and Responsibility: The First Principles of Consumer-driven Reform*. Radcliffe Publishing, Abingdon.
22) Steinberg, D. (1983) *The Clinical Psychiatry of Adolescence: Clinical Work from a Social and Developmental Perspective*. Wiley, Chichester.
23) Steinberg, D. (ed) (1986) *The Adolescent Unit: Work and Teamwork in Adolescent Psychiatry*. Wiley, Chichester.
24) Steinberg, D. (1989) *Interprofessional Consultation*. Blackwell Scientific, Oxford.
25) Steinberg, D. (1992a) Consultative work in child and adolescent psychiatry. *Archives of Disease in Childhood*, **67**, 1302–1305.
26) Steinberg, D. (1992b) Psychiatry: concepts, principles and practicalities. In C.G.D. Brook (ed), *Adolescent Medicine*. Edward Arnold, Sevenoaks.
27) Steinberg, D. (1992c). Informed consent: consultation as a basis for collaboration between disciplines and between professions and their patients. *Journal of Interpro-*

fessional Care, **61**, 43–48.
28) Steinberg, D. (1993) Consultative work in child and adolescent psychiatry. In M.E. Garralda (ed), *Managing Children with Psychiatric Problems*. BMJ Publishing, London.
29) Steinberg, D. (2000a) The child psychiatrist as consultant to schools and colleges. In *New Oxford Textbook of Psychiatry*. M. Gelder, J. Lopez-Ibor and H. Andreasen. Oxford University Press, Oxford.
30) Steinberg, D. (2000b) *Letters from the Clinic. Letter Writing in Clinical Practice for Mental Health Professionals*. Brunner-Routledge, London.
31) Steinberg, D. (2004) Child and adolescent psychiatry—a model for medical teaching. *Journal of the Royal Society of Medicine*, **97**, 545–546.
32) Steinberg, D. (2005) *Complexity and Healthcare and the Language of Consultation: Exploring the Other Side of Medicine*. Radcliffe Publishing, Abingdon.
33) Szasz, T.S. (1961) *The Myth of Mental Illness*. Harper & Row, New York.
34) Tyrer, P. (2000) Patients who have changed my practice: the case for patient-based evidence versus evidence-based medicine. *International Journal of Psychiatry in Clinical Practice*, **4**, 253–255.
35) Weekes, C. (1995) *Self Help for Your Nerves*. Thorsons, London.
36) Williams, C.J. and Garland, A. (2002) A cognitive behaviour therapy assessment model for use in everyday clinical practice. *Advances in Psychiatric Treatment*, **8**, 172–179.
37) Woolf, V. (1925) *Mrs Dalloway*. Hogarth Press, London.
38) World Health Organization (1992) *International Classification of Diseases*, 10th edn. WHO, Geneva.
39) Wright, J.H. and Wright, A.S. (1997) Computer-assisted psychotherapy. *Journal of Psychotherapy Practice and Research*, **6**, 315–329.

付録2

1) David, A.S. (1990) Insight and psychosis. *British Journal of Psychiatry*, **156**, 798–808.
2) Sackett, D.L., Rosenberg, W.M.C., Muir Gray, J.A., Haynes, R.B. and Richardson, W.S. (1996) Evidence based medicine: what it is and what it isn't. *British Medical Journal*, **312**, 71–72.
3) Tyrer, P., Emmanuel, J., Babidge, N., Yarger, N. and Ranger, M. (2001) Instrumental psychosis: the syndrome of the Good Soldier Svejk. *Journal of the Royal Society of Medicine*, **94**, 22–25. Also reprinted in Czech: Účelová psychóza: syndrom Dobrého vojáka Švejka. *Psychiatrie: časopis pro moderní psychiatrii*, **3**, 151–155.

著者紹介

Peter Tyrer（ピーター・タイラー）

MD, FRCP, FRCPsych, FFPHM, FMedSci

（医師、王立内科医学会フェロー、王立精神科医学会フェロー、王立内科医学会公衆衛生部会フェロー、英国王立医学会フェロー）

インペリアル・カレッジ・ロンドンの地域精神医学教授・心理医学部門長。精神医学に関する権威ある学術雑誌*British Journal of Psychiatry*の編集長を務め、自らも数多くの学術論文・著書を出版している。精神疾患のなかでも不安障害・パーソナリティ障害・物質乱用・知的障害の研究・治療に力を入れており、認知行動療法や、自らが開発し、本書中にも登場するニドセラピーを積極的に導入している。

Derek Steinberg（デレック・スタインバーグ）

MB, BS, MPhil, FRCPsych

（医科学士・外科学士、哲学修士、王立精神科医学会フェロー）

1975年から1994年までモーズレイ病院とベスレム王立病院にて、1994年から1997年まではタイスハーストハウス病院にて、コンサルタント精神科医として臨床・教育に従事。思春期・青年期精神医学を専門とし、*Journal of Adolescence*の編集委員を務める。哲学や文学、芸術などの幅広い領域に関心を持ち、臨床においても、多職種チーム医療やコンサルテーション、芸術療法、システミック理論を積極的に取り入れる。現役引退後も精力的な執筆活動を続け、2006年10月に永眠。

訳者略歴

堀　弘明（ほり　ひろあき）

2002年京都大学医学部卒業。京都大学医学部附属病院精神科神経科、国立精神・神経センター武蔵病院（現・国立精神・神経医療研究センター病院）において研修・レジデント勤務。日本精神神経学会専門医・指導医。博士（医学）。現在、国立精神・神経医療研究センター神経研究所・疾病研究第三部にて非常勤研究員として精神疾患の臨床研究に従事するとともに、病院・クリニックにて外来診療を行う。学術雑誌*The Scientific World JOURNAL*の編集委員を務める。訳書に「統合失調症100のQ&A：苦しみを乗り越えるために」（共訳、星和書店）、「統合失調症の常識は本当か？：研究と治療の最前線から」（共訳、培風館）がある。

モデルで考える精神疾患

2012年9月15日　初版第1刷発行

著　者　ピーター・タイラー、デレック・スタインバーグ
訳　者　堀　弘明
発行者　石澤雄司
発行所　株式会社 星和書店
〒168-0074　東京都杉並区上高井戸1-2-5
電話　03（3329）0031（営業部）／03（3329）0033（編集部）
FAX　03（5374）7186（営業部）／03（5374）7185（編集部）
URL　http://www.seiwa-pb.co.jp

ISBN978-4-7911-0818-3